8か国語基本歯科用語集
Dental Terminology in 8 Languages

編 川口陽子
　　竹原祥子
　　石田雄二
　　米本和弘

一般財団法人 口腔保健協会

装幀・本文デザイン：
千葉哲彦（ティーシーディーエス）

目次

Table of Contents

はじめに　Preface 4

1. Dental Workforce 6
2. Dental Science 8
3. Name of Tooth 18
4. Name of Parts 22
5. Oral Anatomy 28
6. Examination 44
7. Systemic Disease 50
8. Dental Disease 60
9. Pain 80
10. Dental Instrument 86
11. Dental Treatment 90
12. Radiography 108

Index 114

はじめに

　グローバル時代に対応し，わが国の歯科大学・大学歯学部で学ぶ留学生は増加しており，2014年の留学生総数は514名です．世界42か国から留学生は来日していますが，最も多いのがアジア出身者（482名，94％）です．国・地域別にみると，中国，台湾，大韓民国，インドネシア，バングラデッシュ，ベトナム，タイ，ミャンマー国籍の留学生が，全体の80％以上を占めています．

　また，日本と海外の大学が協定を締結し，短期間の歯科学生の派遣や受け入れを行って国際交流を推進するプログラムも，近年増加しています．そのような場合，「英語は世界の共通語」なので，日本人教員と海外の学生あるいは日本と海外の学生同士がコミュニケーションする際は，英語を使用する機会が多いと思います．しかし，歯科の専門用語は特殊であるため，母国語と英語の単語を同時に理解していくことが必要となります．そこで，わが国の留学生の出身国を考慮し，英語，日本語，中国語，韓国語，タイ語，インドネシア語，ベトナム語，ミャンマー語から構成される8か国語による基本歯科用語集を作成いたしました．

　日本および海外の歯科学生や歯科専門家が本書を共通に使用できるように，発音記号はカタカナとローマ字の2種類で表記しました．もちろん，抑揚をつけて発音しないと意味が通じない場合がありますが，たとえ棒読みであってもその国の言語を理解しようとする姿勢は，相互理解につながると思います．本書は，日本で学ぶ留学生だけでなく，海外で研修を行う日本人学生や留学生教育に携わる教員も利用することができます．グローバル時代に生きる学生や歯科専門家に，さまざまな国際学術交流の場で本書を有効に活用していただきたいと思います．

2016年5月

　　　　　　　　　　　　　　　　　　　　　　　　　　　　川口　陽子

注：本書では日本語の発音は日本語非母語話者向けにローマ字で，その他の外国語の発音は日本語母語話者向けにカタカナで表記されています．本書で使用されるローマ字表記は，一般的なローマ字表記とは異なり，日本語を母語としない人にとって，発音しやすいよう考えられています．また，カタカナ表記は，可能な限り原語に近い音が発音できる表記を心がけました．
　外国語の中で，英語表記されている単語は，その言語での翻訳語がないことを示しています．

Preface

Japanese dental schools attract many international students. Currently, 514 students from 42 countries are studying at undergraduate- or graduate-level courses in Japan (as of May, 2014). More than 90%, or 482 students, originate from Asian countries. In terms of regions, the top eight countries of origin are China, Taiwan, South Korea, Indonesia, Bangladesh, Vietnam, Thailand, and Myanmar, which account for more than 80% of the total number of international students.

When we communicate with international students, teachers or clinicians, we mainly use English as a common language. Since dental terminology is language specific, it is preferable for communication to take place in both English and local languages. For this purpose, we have published this booklet called "Dental Terminology in 8 Languages", which covers the major languages (English, Japanese, Chinese, Korean, Thai, Indonesian, Vietnamese, and Burmese) of international students in Japan.

In this booklet, pronunciations of each words are indicated both in *Katakana* (Japanese) and *the Roman alphabet*, so that Japanese and international students as well as experts can understand how to pronounce them. However, tone and intonation of each words are not included in the booklet, due to the pronunciation difficulties of tonal languages such as Chinese, Thai, Vietnamese and Burmese. Nonetheless, we believe that this booklet will help us to understand different cultures and languages. We also hope that this booklet will be useful for dental students, clinicians, or teachers who engage in international exchanges in academic settings.

In some words, only English words are indicated instead of their translation and pronunciation. It means that English words are used because no equivalent translation exists in their native languages.

May, 2016

Yoko Kawaguchi

Note : In some words, only English words are indicated instead of their translation and pronunciation. It means that English words are used because no equivalent translation exists in their native languages.

1 Dental Workforce

	英語 English	日本語 Japanese	中国語 Chinese	韓国語 Korean
1	dental workforce	歯科医療従事者 ヤーコーゴンズゥオジェ shika iryoo juujisha	牙科工作者 ヤーコーゴンズゥオジェ ya ke gong zuo zhe	치과의료종사자 チッカウィリョジョンサジャ chi kwa ui ryo jyong sa jya
2	dentist	歯科医師 shika ishi	牙科医生 ヤーコーイーシェン ya ke yi sheng	치과의사 チッカウィサ chi kwa ui sa
3	dental hygienist	歯科衛生士 shika eeseeshi	牙科护士 ヤーコーフーシー ya ke hu shi	치과위생사 チッカウィセンサ chi kwa wi saeng sa
4	dental technician	歯科技工士 shika gikooshi	牙科技师 ヤーコージーシー ya ke ji shi	치과기공사 チッカギゴンサ chi kwa gi gong sa
5	dental assistant	歯科助手 shika joshu	牙科助手 ヤーコージュウショウ ya ke zhu shou	치과조무사 チガゾムサ chi kwa jyo moo sa
6	dental receptionist	歯科受付 shika uketsuke	牙科前台 ヤーコーチェンタイ ya ke qian tai	치과접수 チッカジョブスウ chi kwa jeop soo

タイ語 / Thai
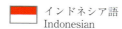 インドネシア語 / Indonesian
 ベトナム語 / Vietnamese
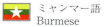 ミャンマー語 / Burmese

Thai	Indonesian	Vietnamese	Burmese
บุคลากรทางทันตกรรม ブッカラコンターンタンタカッム bukka-la-kon-tang-tan-ta-kam	tenaga kerja kedokteran gigi トゥナガ クルジャ クドットラン ギギ tnaga kr-ja kdok-tran gigi	nhân lực nha khoa ニャン ルック ニャ ホア nya lukku nya hoa	သွားဘက်ဆိုင်ရာ လုပ်အား トワー バット サイン ヤー ロー アー twar bat saing yar lote arr
ทันตแพทย์ タンタパット tan-ta-pat	dokter gigi (drg) ドクター ギギ dok-tr gigi	nha sĩ ニャシ nya si	သွားနှင့်ခံတွင်းဆရာဝန် トワー ニン カン ツイン セイン ヤー ウォン twar nint kan twin sayar won
ทันตานามัย タンターナーマイ tan-ta-na-mai	dental hygienist	vệ sinh viên nha khoa ベ シン ヴン ニャ ホア ve sin vien nya hoa	သွားနှင့်ခံတွင်း သူနာပြု トワー ニン カン ツイン トワー ナー ピュ twar nint kan twin tu nar pyu
เจ้าหน้าที่แลปทันตกรรม ジャオナーティーラボタンタカッム jao-na-tee-lab-tan-ta-kam	teknisi dental テクニシ デンタル teknisi dental	kỹ thuật viên nha khoa キ タォ ヴン ニャ ホア ki taatto vien nya hoa	သွားတုကျွမ်းကျင်ပညာရှင် トワー トゥー ジョアン チン ピン ニャー シン twar tu kywan kyin pyin nyar shin
ผู้ช่วยทันตแพทย์ プーチョイタンタパット puu-chuy-tan-ta-pat	asisten dokter gigi アシスタン ドクターギギ asisten dok-ter gigi	trợ thủ nha khoa チョ トゥ ニャ ホア cho tyu nya hoa	သွားနှင့်ခံတွင်း အကူ トワー ニン カン ツイン アク twar nint kan twin aku
แผนกต้อนรับผู้ป่วย パネックトンラップープアイ pa-nek-ton-rub-puu-puay	resepsionis klinik gigi ルセプシオニス クリニック ギギ resep-siyonis klinik gigi	tiếp tân nha khoa ティエップ タン ニャ ホア tiep tan nya hoa	ည့်ကြို エー チュー ae kyo

2 Dental Science

 英語 English

 日本語 Japanese

 中国語 Chinese

 韓国語 Korean

#	English	Japanese	Chinese	Korean
7	dental science	歯科医学 shika igaku	牙科学 ヤーコーシュエ ya ke xue	치과의학 チッカウィハック chi kwa ui hak
8	basic dentistry	基礎歯科学 kiso shikagaku	基础牙科学 ジーチュウヤーコーシュエ ji chu ya ke xue	기초치과학 キチョチッカハック gi cho chi kwa hak
9	oral anatomy	口腔解剖学 kookuu kaiboo gaku	口腔解剖学 コウチャンジェポウシュエ kou qiang jie pou xue	구강해부학 クガンヘブゥハック goo gang hae bu hak
10	oral physiology	口腔生理学 kookuu seeri gaku	口腔生理学 コウチャンシェンリーシュエ kou qiang sheng li xue	구강생리학 クガンセンリハック goo gang saeng ri hak
11	oral biochemistry	口腔生化学 kookuu seeka gaku	口腔生化学 コウチャンシェンホワシュエ kou qiang sheng hua xue	구강생화학 クガンセンファハック goo gang saeng hwa hak
12	oral pathology	口腔病理学 kookuu byoori gaku	口腔病理学 コウチャンビーンリーシュエ kou qiang bing li xue	구강병리학 クガンビョンリハック goo gang byeong ri hak

タイ語 Thai	インドネシア語 Indonesian	ベトナム語 Vietnamese	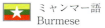 ミャンマー語 Burmese
วิทยาศาสตร์ทางทันต-กรรม ウィッタヤーサートターンタンターカッム wit-ta-ya-sart-tang-tan-ta-kam	ilmu kedokteran gigi イルム クドットラン ギギ ilmu kdok-tran gigi	khoa học nha khoa フォア ホック ニャ ホア hoa hokku nya hoa	သွားဘက်ဆိုင်ရာ သိပ္ပံပညာ トワー バット サイン ヤー テイ パン ピン ニャー twar bat saing yar tait pan pyin nyar
พื้นฐานทางทันตกรรม ペウンターンターンタンタカッム peun-tan-tang-tan-ta-kam	ilmu kedokteran gigi dasar イルム クドットラン ギギ ダサル ilmu kdok-tran gigi dasar	nha khoa cơ bản ニャ ホア コ バン nya hoa ko ban	အခြေခံ သွားဘက်ဆိုင်ရာ ဆေးပညာ ア チー カン バット サイン ヤー セー ピン ニャー a chay kan twar bat saing yar say pyin nyar
ทันตวิภาคศาสตร์ タンタウィパックサート tan-ta-vi-pak-sart	ilmu anatomi oral イルム アナトミ オラル ilmu anatomi oral	giải phẫu miệng ザイ フォウ ミエン zai fou miengu	မေးရိုးနှင့်ခံတွင်း ခန္ဓာဗေဒ メイ ユー ニン カン ツイン カン ダー ビー ダ mayy yoe nint kan twin kan dar bay da
สรีรวิทยาช่องปาก サリーラウィッタヤーチョンパーク sa-ree-ra-wit-ta-ya-chong-pak	ilmu faal oral イルム ファアル オラル ilmu fa-al oral	sinh lý miệng シン リー ミエン sin lii miengu	မေးရိုးနှင့်ခံတွင်း ဇီဝကမ္မဗေဒ メイ ユー ニン カン ツイン ジ ワ カン マ ベイ ダ mayy yoe nint kan twin zi wa kan ma bay da
ชีวเคมี シーワケーミー she-wa-kei-mee	ilmu biokimia oral イルム ビオキミア オラル ilmu biokimia oral	sinh hóa miệng シン ホア ミエン sin hoa miengu	မေးရိုးနှင့်ခံတွင်း ဇီဝဓါတုဗေဒ メイ ユー ニン カン ツイン ジ ワ ダー ドゥ ベイ ダ mayy yoe nint kan twin zi wa dar tu bay da
ทันตพยาธิวิทยา タンタパヤーティウィッタヤー tan-ta-pa-ya-ti-wit-ta-ya	ilmu patologi oral イルム パトロギ オラル ilmu patologi oral	bệnh học miệng ベン ホック ミエン ben hokku miengu	မေးရိုးနှင့်ခံတွင်း ရောဂါဗေဒ メイ ユー ニン カン ツイン ヨー ガー ベイ ダ mayy yoe nint kan twin yaw gar bay da

2 Dental Science

English	Japanese	Chinese	Korean
13 oral microbiology	口腔細菌学 kookuu saikin gaku	口腔微生物学 コウチャンウェイシェンウーシュエ kou qiang wei sheng wu xue	구강미생물학 クガンミセンムルハック goo gang mi saeng mul hak
14 dental pharmacology	歯科薬理学 shika yakuri gaku	牙科药理学 ヤーコーヤオリーシュエ ya ke yao li xue	치과약리학 チッカヤンリハック chi kwa yak ri hak
15 dental technology	歯科理工学 shika rikoo gaku	牙科理工学 ヤーコーリーゴンシュエ Ya ke li gong xue	치과기공학 チッカギゴンハック chi kwa gi gong hak
16 dental materials	歯科材料学 shika zairyoo gaku	牙科材料学 ヤーコーツァイリャオシュエ ya ke cai liao xue	치과재료학 チッカジェリョハック chi kwa jae ryo hak
17 clinical dentistry	臨床歯科学 rinshoo shika gaku	临床牙科学 リンチュワンヤーコーシュエ Lin chuang ya ke xue	임상치과학 イムサンチッカハック im sang chi kwa hak
18 preventive dentistry	予防歯科学 yoboo shika gaku	预防牙科学 ユイファーンヤーコーシュエ Yu fang ya ke xue	예방치과학 イェバンチッカハック ye bang chi kwa hak

タイ語 Thai	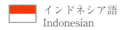 インドネシア語 Indonesian	ベトナム語 Vietnamese	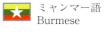 ミャンマー語 Burmese
จุลชีววิทยา ジュンラシーワウィッタヤー jun-la-she-wa-wit-ta-ya	ilmu mikrobiologi oral イルム ミクロビオロギ オラル ilmu mikrobiyologi oral	vi sinh học miệng ヴィ シン ホック ミエン vi sin hokku miengu	မေးရိုးနှင့်ခံတွင်းအကူဇီဝဗေဒ メイ ユー ニン カン ツイン アヌ ジワ ベイ ダ mayy yoe nint kan twin a nu zi wa bay da
เภสัชวิทยาทางทันตกรรม ペーサーチウィッタヤーターンタンタカツム phe-sach-wit-ta-ya-tang-tan-ta-kam	ilmu farmakologi kedokteran gigi イルム ファルマコロギ クドットランギギ ilmu farmakologi kdok-tran gigi	dược lý nha khoa ユック リー ニャ ホア yuokku lii nya hoa	သွားဘက်ဆိုင်ရာဆေးဂါးဗေဒ トワー ベ サイ ヤー セイ ワー ベイ ダ twar bat saing yar say war bay da
เทคโนโลยีทางทันตกรรม テックノロイータンターンタカツム tek-no-ro-yee-tang-tan-ta-kam	ilmu teknologi kedokteran gigi イルム テクノロギ クドットラン ギギ ilmu teknologi kdok-tran gigi	kỹ thuật nha khoa キ タット ニャ ホア kii taatto nya hoa	သွားဘက်ဆိုင်ရာနည်းပညာ トワー ベ サイ ヤー ニー ピン ニャー twar bat saing yar nee pyin nyar
ทันตวัสดุศาสตร์ タンタワッサドゥサート tan-ta-was-sa-du-sart	ilmu material kedokteran gigi イルム マトリアル クドットラン ギギ ilmu mat-rial kdok-tran gigi	vật liệu nha khoa バット リュー ニャ ホア vat lieu nya hoa	သွားဘက်ဆိုင်ရာပစ္စည်းများ トワー ベ サイ ヤー ピ シ ミャー twar bat saing yar pyit see myar
ทันตกรรมคลินิก タンタカツムクリニック tan-ta-kam-cli-nic	ilmu kedokteran gigi klinik イルム クドットラン ギギ クリニック ilmu kdok-tran gigi klinik	nha khoa lâm sàng ニャ ホア ラン サング nya hoa lan sangu	သွားဘက်ဆိုင်ရာဆေးလက်တွေ့ပညာ トワー ベ サイ ヤー セイ レット イ ピン ニャー twar bat saing yar say lat twe pyin nyar
ทันตกรรมป้องกัน タンタカツムポンガン tan-ta-kam-pong-gun	ilmu kedokteran gigi pencegahan イルム クドットラン ギギ プンチュガハン ilmu kdok-tran gigi pn-cga-han	nha khoa phòng ngừa ニャ ホア フォング グア nya hoa fongu nguua	ကာကွယ်ရေးသွားကျန်းမာပညာ カアー クエー ヤイー トワー チェン マイ ピン ニャー kar kwe yay twar kyan mar pyin nyar

2 Dental Science

英語 English	日本語 Japanese	中国語 Chinese	韓国語 Korean
19 conservative dentistry	歯科保存学 shika hozon gaku	牙科保存学 ヤーコーバォツゥンシュエ Ya ke bao cun xue	치과보존학 チッカボジョンハック chi kwa bo jon hak
20 periodontology	歯周病学 shishuubyoo gaku	牙周病学 ヤージョウビーンシュエ Ya zhou bing xue	치주과학 チジュカハック chi joo kwa hak
21 endodontics	歯内療法学 shinairyoohoo gaku	牙体牙髄病学 ヤーティーヤースゥイビーンシュエ Ya ti ya sui bing xue	근관치료학 クンカンチリョハック gun gwan chi ryo hak
22 prosthodontics	歯科補綴学 shika hotetsu gaku	牙科修复学 ヤーコーシュウフゥシュエ Ya ke xiu fu xue	치과보철학 チッカボチョルハック chi kwa bo cheol hak
23 oral surgery	口腔外科学 kookuu geka gaku	口腔外科学 コウチャンワイコーシュエ Kou qiang wai ke xue	구강외과학 クガンウェッカハック goo gang wue kwa hak
24 oral medicine	口腔内科学 kookuu naika gaku	口腔内科学 コウチャンネイコーシュエ Kou xiang nei ke xue	구강내과학 クガンネッカハック goo gang nae kwa hak

タイ語 Thai	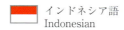 インドネシア語 Indonesian	ベトナム語 Vietnamese	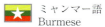 ミャンマー語 Burmese
ทันตกรรมหัตถการ タンタカムハッタカーン tan-ta-kam-hut-ta-karn	ilmu konservasi gigi イルム コンセルファシ ギギ ilmu kon-servasi gigi	nha khoa bảo tồn/ chữa răng ニャ ホア バオ トン・チュア ラン nya hoa bao ton/chua rangu	သွားရောဂါကုဆေးပညာ トワー ヨー カー クー セイ ピン ニャー twar yaw gar ku say pyin nyar
ทันตกรรมปริทันต์ タンタカムパリタン tan-ta-kam-pa-ri-tan	ilmu periodonsia イルム ペリオドンシア ilmu periyodonsiya	nha chu học ニャ チュ ホック nya chu hokku	သွားဖုံးရောဂါကုဆေးပညာ トワー ポン ヨー カー クー セイ ピン ニャー twar phone yaw gar ku say pyin nyar
ทันตกรรมเอ็นโดดอนท์ タンタカムエンドードント tan-ta-kam-en-do-dont	ilmu endodonsia イルム エンドンシア ilmu endodonsiya	nội nha ノイ ニャ noi nya	သွားမြစ်ပန်းကျင်ဆေးပညာ トワー ミエ ウオ チェン セイ ピン ニャー twar myit won kyin say pyin nyar
ทันตกรรมประดิษฐ์ タンタカムプラディット tan-ta-kam-pra-dit	ilmu prostodonsia イルム プロストドンシア ilmu prostodonsiya	phục hình răng フォック ヒェン ラン fukku hin rangu	သွားတုဆေးပညာ トワー トウ セイ ピン ニャー twar tu say pyin nyar
ศัลยกรรมทางช่องปาก サンヤーカムターンチョンパーク sun-ya-kam-tang-chong-pak	ilmu bedah mulut イルム ブダッ ムルッ ilmu bdaa mulut	phẫu thuật miệng フォー トゥク ミエング fau tuot miengu	မေးရိုးနှင့်ခံတွင်းခွဲစိတ်ကုပညာ メイ ユー ニッ カン ツイン クエ セイ ク ピン ニャー mayy yoe nint kan twin kwe sait ku pyin nyar
เวชศาสตร์ช่องปาก ウェッチャサートチョンパーク vech-cha-sart-chong-pak	ilmu penyakit mulut イルム プニャキッ ムルッ ilmu pnya-kit mulut	y học miệng イ ホック ミエング ii hokku miengu	မေးရိုးနှင့်ခံတွင်းဆေးပညာ メイ ユー ニッ カン ツイン セイ ピン ニャー mayy yoe nint kan twin say pyin nyar

2 Dental Science

英語 English	日本語 Japanese	中国語 Chinese	韓国語 Korean
25 orthodontics	歯科矯正学 shika kyoosee gaku	口腔正畸学 コウチャンジェンジーシュエ Kou qiang zheng ji xue	치과교정학 チッカギョジョンハック chi kwa gyo jeong hak
26 pedodontics	小児歯科学 shooni shika gaku	儿童牙科学 アルトンヤーコーシュエ Er tong ya ke xue	소아치과학 ソアチッカハック so a chi kwa hak
27 dental radiology	歯科放射線学 shika hooshasen gaku	牙科放射线学 ヤーコーファンシェーシェンシュエ Ya ke fang she xian xue	치과방사선학 チッカバンサソンハック chi kwa bang sa seon hak
28 dental anesthesiology	歯科麻酔学 shika masui gaku	牙科麻醉学 ヤーコーマーズゥイシュエ Ya ke ma zui xue	치과마취학 チッカマチハック chi kwa ma chui hak
29 geriatric dentistry	高齢者歯科学 kooreesha shika gaku	老年牙科学 ラオネンヤーコーシュエ Lao nian ya ke xue	노인치과(의)학 ノインチッカ(ウィ)ハック no in chi kwa (ui) hak
30 special care dentistry	障害者歯科学 shoogaisha shika gaku	特别护理牙科学 トオビエフーリーヤーコーシュエ Te bie hu li ya ke xue	장애인치과학 チャンエインチッカハック jang ae in chi kwa hak

タイ語 Thai	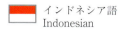 インドネシア語 Indonesian	ベトナム語 Vietnamese	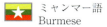 ミャンマー語 Burmese
ทันตกรรมจัดฟัน タンタカムジャットファン tan-ta-kam-jud-fun	ilmu ortodonsia イルム オルトドンシア ilmu ortodonsiya	chỉnh nha チン ニャ chin nya	သွားညှိကုဆေးပညာ トワー ニィック セイ ピン ニャー twar nyi ku say pyin nyar
ทันตกรรมสำหรับเด็ก タンタカムサームラップデック tan-ta-kam-sam-rab-dek	ilmu kedokteran gigi anak イルム クドットラン ギギ アナッ ilmu kdok-tran gigi anak	nha khoa trẻ em ニャ ホア チテェ エム nya hoa che emu	ကလေးသွားကျန်းမာရေးဆေးပညာ カレー トワー チャン マーイエー セイ ピン ニャー kalay twar kyan mar yay say pyin nyar
ทันตรังสี タンタランシー tan-ta-rung-see	ilmu radiologi kedokteran gigi イルム ラディオロギ クドットラン ギギ ilmu radiyologi kdok-tran gigi	X-quang nha khoa イッス コワン ニャ ホア x quangu nya hoa	သွားဘက်ဆိုင်ရာဓါတ်ရောင်ခြည်ပညာ トワー バ サイ ヤー ダッ ヤン チー ピン ニャー twar bat saing yar dat yaung chi pyin nyar
วิสัญญีวิทยาในทางทันตกรรม ウィサンイーウィタヤナイターンタンタカム wi-san-yi-wit-ta-ya-nai-tang-tan-ta-kam	ilmu anestesi kedokteran gigi イルム アネステシ クドットラン ギギ ilmu anes-tesi kdok-tran gigi	gây tê/ gây mê nha khoa ゲイ テー・ゲイ メイ ニャ ホア gai te/ gai me nya hoa	သွားဘက်ဆိုင်ရာမေ့ဆေးပညာ トワー バ サイ ヤー メイ セイ ピン ニャー twar bat saing yar mae say pyin nyar
ทันตกรรมผู้สูงอายุ タンタカムプーソーンアユ tan-ta-kam-puu-soong-a-yu	ilmu kedokteran gigi geriatri イルム クドットラン ギギ ゲリアトゥリ ilmu kdok-tran gigi geriyatri	lão nha ラオ ニャ lao nya	သက်ကြီးရွယ်အိုသွားဘက်ဆိုင်ရာဆေးပညာ タッ チー ユエー オー トワー バ サイ ヤー セイ ピン ニャー thet kyi ywe o twar bat saing yar say pyin nyar
ทันตกรรมพิเศษ タンタカムピセッス tan-ta-kam-pi-ses	ilmu kedokteran gigi perawatan istimewa イルム クドットラン ギギ ブラワタン イスティメワ ilmu kdok-tran gigi prawatan istimewa	nha khoa cho đối tượng đặc biệt ニャ ホア チョア ドイ トウン ダック ビエット nya hoa cho doi tuongu dakku bieto	အထူးကုသမှုသွားဘက်ဆိုင်ရာဆေးပညာ アトウー ク タ ム トワー バ サイ ヤー セイ ピン ニャー a htoo ku tha mu twar bat saing yar say pyin nyar

2 Dental Science

English	Japanese	Chinese	Korean
31 oral diagnosis	口腔診断学 コウチャンジェンドワンシュエ kookuu shindan gaku	口腔诊断学 Kou qiang zhen duan xue	구강진단학 クガンジンダンハック goo gang jin dan hak
32 dental behavioral science	歯科行動科学 ヤーコーシンウェイコーシュエ shika koodoo kagaku	牙科行为科学 Ya ke xing wei ke xue	행동치과학 ヘンドンチグァハク haeng dong chi gwa hak
33 social dentistry	社会歯科学 シェーホイヤーコーシュエ shakai shika gaku	社会牙科学 she hui ya ke xue	사회치과학 サホェチッカハック sa hoe chi kwa hak
34 community dentistry	地域歯科保健学 chiiki shika hoken gaku	社区牙科保健学 シェーチュイヤーコーバオジェンシュエ she qu ya ke bao jian xue	지역치과보건학 チヨックチッカボゴンハック ji yeok chi kwa bo gun hak
35 public dental health	公衆歯科衛生学 kooshuu shika eesee gaku	公共牙科卫生学 ゴンゴンヤーコーウェイシェンシュエ gong gong ya ke wei sheng xue	공중구강보건학 コンジュンクガンボゴンハック gong jyung goo gang bo g hak
36 dental forensic science	歯科法医学 shika hooigaku	牙科法医学 ヤーコーファーイーシュエ ya ke fa yi xue	법치의학 ポップチウィハック bub chi ui hak

タイ語 Thai	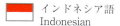 インドネシア語 Indonesian	 ベトナム語 Vietnamese	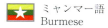 ミャンマー語 Burmese
วินิจฉัยโรคช่องปาก ウェイニッチャイロックチョンパーク wi-nich-chai-rok-chong-pak	ilmu diagnosis kedokteran gigi イルム ディアグノシス クドットランギギ ilmu diyag-nosis kdok-tran gigi	chẩn đoán bệnh vùng miệng チャン ドアン ベン ブン ビエン chan doan bein vungu miengu	မေးရိုးနှင့်ခံတွင်းရောဂါရှာဖွေရေး メイ ユー ニッ カン ツイン ヨー カー シャー ブエ イェー mayy yoe nint kan twin yaw gar shar phwe yay
พฤติกรรมศาสตร์ช่องปาก プルッティカムマサートチョンパーク plut-ti-kam-ma-sart-chong-pak	ilmu perilaku kesehatan gigi イルム プリラク クセハタン ギギ Ilmu prilaku kseha-tan gigi	khoa học hành vi nha khoa ホア ホック ハン ビー ニャ ホア hoa hokku han vi nya hoa	အမူအကျင့်ရေးရာ သွားဘက်ဆိုင်ရာဆေးပညာ アムー アチェ イェー ヤー トワー バ サイ ヤー セイ ピン ニャー a mu a kyint yay yar twar bat saing yar say pyin nyar
ทันตกรรมเพื่อสังคม タンタカムプアサンコッム tan-ta-kam-pua-sung-kom	ilmu kedokteran gigi sosial イルム クドットラン ギギ ソシアル Ilmu kdok-tran gigi sosial	nha khoa xã hội ニャ ホア サ ホイ nya hoa sha hoi	လူမှုရေးရာ သွားကျန်းမာရေးပညာ ルー ムー イェー ヤー トワー チェン マイ イェー ピン ニャー lu mu yay yar twar kyan mar yay pyin nyar
ทันตกรรมชุมชน タンタカムチュムチョン tan-ta-kam-chum-chon	ilmu kedokteran gigi komunitas イルム クドットラン ギギ コムニタス ilmu kdok-tran gigi komunitas	nha khoa cộng đồng ニャ ホア カウング ドアン nya hoa kongu duong	လူထုသွားကျန်းမာရေးပညာ ルー ドウー トワー チェン マイ イェー ピン ニャー lu du twar kyan mar yay pyin nyar
ทันตสาธารณสุข タンタサータラナスック tan-ta-sa-ta-ra-na-suk	ilmu kesehatan gigi masyarakat イルム クセハタン ギギ マシャラカッ ilmu kseha-tan gigi masyarakat	nha khoa công cộng ニャ ホア コンム コンム nya hoa kong kong	ပြည်သူ့သွားနှင့်ခံတွင်းကျန်းမာရေး ビー トゥ トワー ニン カン ツイン チェン マイ イェー pyi thu twar nint kan twin kyan mar yay
ทันตนิติเวชศาสตร์ タンタニティヴェッチャサート tan-ta-ni-ti-vech-cha-sart	ilmu forensik kedokteran gigi イルム フォレンシックドットラン ギギ ilmu forensik kdok-tran gigi	pháp nha ファッ ニャ fappu nya	မှုခင်းရေးရာ သွားဘက်ဆိုင်ရာဆေးပညာ ム キン イェー ヤー トワー バ サイ ヤー セイ ピン ニャー mu khin yay yar twar bat saing yar say pyin nyar

3 Name of Tooth

英語 English	日本語 Japanese	中国語 Chinese	韓国語 Korean
37 name of tooth	歯の名称 ha no meeshoo	牙的名称 ヤーデミンチェン ya de ming cheng	치아의 명칭 チアウィ ミョンチン chi a ui myeong ching
38 deciduous teeth (milk teeth)	乳歯 nyuushi	乳牙 ルウヤー ru ya	유치 ユチ yu chi
39 permanent teeth	永久歯 eekyuushi	恒牙 ヘンヤー heng ya	영구치 ヨングチ yeong goo chi
40 central incisor	中切歯 chuusesshi	中切牙 ジョンチェーヤー zhong qie ya	중절치(중심앞니) チュンジョルチ(チュンシムップニ) joong jeol chi(joong sim ni)
41 lateral incisor	側切歯 sokusesshi	側切牙 ツォーチェーヤー ce qie ya	측절치 ツックジョルチ chuk jeol chi
42 cuspid (canine, eye tooth)	犬歯 kenshi	尖牙 ジェンヤー jian ya	견치(송곳니) キョンチ(ソンゴッニ) gyeon chi(song got ni)

タイ語 Thai	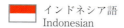 インドネシア語 Indonesian	ベトナム語 Vietnamese	 ミャンマー語 Burmese
ชื่อฟัน チュウファン cheu-fun	penamaan gigi プナマアン ギギ pnama-an gigi	tên răng テンラン ten rangu	သွားအမျိုးအစားအမည် トワー ア ミュー ア サー ア ミ twar a myoe a sar a mi
ฟันน้ำนม ファンナムノム fun-nam-nom	gigi sulung, gigi susu ギギ スルン, ギギ スス gigi sulung, gigi susu	răng sữa ラン シュア rangu sua	ကလေးသွား カ レイ トワー ka lay twar
ฟันแท้ ファンタエー fun-thae	gigi tetap ギギ トゥタッ gigi t-tap	răng vĩnh viễn ラン ビン ビエン rangu vin vien	လူကြီးသွား ル ジ トワー lu gyi twar
ฟันตัดซี่กลาง ファンタッドシクラーン fun-tud-si-klang	insisif tengah/sentral インシシフ トゥンガ／セントラル insisif t-ngaa/sentoraru	răng cửa giữa ラン クア ユア rangu kua giua	ရှေ့လယ်သွား シェー レ トワー shae le twar
ฟันตัดซี่ข้าง ファンタッドシカーン fun-tud-si-kang	insisif lateral インシシフ ラテラル insisif lateral	răng cửa bên ラン クア ベン rangu kua ben	ရှေ့ဘေးသွား シェー ベー トワー shae bae twar
ฟันเขี้ยว ファンキョウ fun-keaw	kaninus, gigi taring カニヌス, ギギ タリン kaninus, gigi taring	răng nanh ラン ナン rangu nan	စွယ်သွား ソエー トワー swe twar

3 Name of Tooth

	英語 English	日本語 Japanese	中国語 Chinese	韓国語 Korean
43	first bicuspid (premolar)	第一小臼歯 ダイイチショウキュウシ dai'ichi shookyuushi	第一前磨牙 ディイーチェンモーヤー di yi qian mo ya	제1소구치 ジェイルソグチ je il so goo chi
44	second bicuspid (premolar)	第二小臼歯 ダイニショウキュウシ daini shookyuushi	第二前磨牙 ディアーチェンモーヤー di er qian mo ya	제2소구치 ジェイソグチ je I so goo chi
45	first molar (six-year molar)	第一大臼歯（6歳臼歯） ダイイチダイキュウシ dai'ichi daikyuushi	第一磨牙（六齢齿） ディイーモーヤー(リュウリンチー) di yi mo ya/liu ling chi	제 1대구치 ジェイルテグチ je il dae goo chi
46	second molar	第二大臼歯 ダイニダイキュウシ daini daikyuushi	第二磨牙 ディアーモーヤー di er mo ya	제2 대구치 ジェイテグチ je i dae goo chi
47	third molar (wisdom tooth)	第三大臼歯（智歯） ダイサンダイキュウシ daisan daikyuushi	第三磨牙（智齿） ディサンモーヤー(ジーチ) di san mo ya/zhichi	제 3대구치(지치, 사랑니) ジェサムテグチ(ジチ, サラニ) je sam dae goo chi(ji chi, sa rang ni)

タイ語 Thai	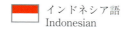 インドネシア語 Indonesian	 ベトナム語 Vietnamese	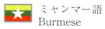 ミャンマー語 Burmese
ฟันกรามน้อยซี่ที่หนึ่ง ファングラームノイシティヌン fun-glam-noi-si-ti-nueng	premolar pertama プレモラル　プルタマ premolar pr-tama	răng cối nhỏ thứ nhất ラン　コイ　ニョ　トゥー　ニャット rangu koi nyo thu nyatto	ပထမအံ့ရှေ့သွား パトマ　アン　シェ　トワー pa hta ma an shae twar
ฟันกรามน้อยซี่ที่สอง ファングラームノイシティソン fun-glam-noi-si-ti-song	premolar kedua プレモラル　クドゥア premolar kduwa	răng cối nhỏ thứ hai ラン　コイ　ニョ　トゥー　ハイ range koi nyo thu hai	ဒုတိယအံ့ရှေ့သွား ドゥ ティ ヤ アン シェ トワー du ti ya an shae twar
ฟันกรามใหญ่ซี่ที่หนึ่ง ファングラームヤイシティヌン fun-glam-yai-si-ti-nueng	molar pertama モラル　プルタマ molar pr-tama	răng cối lớn thứ nhất ラン　コイ　ラン　トゥー　ニャット rangu koi lon thuu nyatto	ပထမအံ့သွားကြီး パ タ マ アン トワー チー pa hta ma an twar gyi
ฟันกรามใหญ่ซี่ที่สอง ファングラームヤイシティソン fun-glam-yai-si-ti-song	molar kedua モラル　クドゥア molar keduwa	răng cối lớn thứ hai ラン　コイ　ラン　トゥー　ハイ rangu koi lon thuu hai	ဒုတိယအံ့သွားကြီး ドゥ ティ ヤ アン トワー ジ du ti ya an twar gyi
ฟันกรามใหญ่ซี่ที่สาม ファングラームヤイシティサーム fun-glam-yai-si-ti-sam	molar ketiga, gigi bungsu モラル　クティガ, ギギ ブンス molar k-tiga, gigi bung-su	răng cối lớn thứ ba (răng khôn) ラン　コイ　ラン　トゥー　バ（ラン　ホン） rangu koi lon thuu ba (rangu hon)	အံ့ဆုံး アン ソン an sone

4 Name of Parts

	英語 English	日本語 Japanese	中国語 Chinese	韓国語 Korean
48	name of parts	部位の名称 bui no meeshoo	部位名称 ブゥウェイミンチェン bu wei ming cheng	부위의 명칭 ブウィウィ ミョンチン boo wi ui myeong ching
49	maxilla	上顎 joogaku	上颌 シャンホー shang he	상악(윗턱) サンアック(ウィットック) sang ak(wit tuk)
50	mandible	下顎 kagaku	下颌 シャーホー xia he	하악(아랫턱) ハアック(アレットック) ha ak(a raet tuk)
51	labial surface	唇側面 shinsokumen	唇面 チュンミエン chun mian	순측면 スゥンツックミョン soon chuk myeon
52	buccal surface	頬側面 kyoosokumen	颊面 ジャーミエン jia mian	협측(볼쪽)면 ヒョップツック(ボルチョック)ミョン hyeob chuk(bol zzok) my
53	lingual surface	舌側面 zesshokumen	舌面 シェーミエン she mian	설면 ソルミョン seol myeon

タイ語 Thai	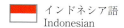 インドネシア語 Indonesian	 ベトナム語 Vietnamese	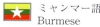 ミャンマー語 Burmese
ชื่อส่วนต่างๆ チェウスアンターンターン cheu-suan-tang-tang	**penamaan bagian** プナマアン バギアン pna-ma-an bagiyan	**tên của các thành phần** テン クア カックタン ファン ten kua kakku than fan	အစိတ်အပိုင်းအမည်များ ア セ アパイン アニ ミャ a sait a pine a mi myar
ขากรรไกรบน カーガンガイボン ka-gun-gai-bon	**maksila** マクシラ mak-sila	**hàm trên** ハム チェン hamu chen	အပေါ်မေးရိုး ア ポー メイ ユー a paw mayy yoe
ขากรรไกรล่าง カーガンガイラーン ka-gun-gai-lang	**mandibula** マンディブラ mandibula	**hàm dưới** ハム ユイ hamu duoi	အောက်မေးရိုး アウ メイ ユー out mayy yoe
ด้าน (ฟัน) ริมฝีปาก ダーンリンフィパーク dan-rim-phee-pak	**permukaan labial** プルムカアン ラビアル pr-muka-an labiyal	**mặt môi** マッ モイ matto moi	အရှေ့ဘက်မျက်နှာပြင် ア シェ バッ ミエッ ナー ピン a shae bat myat nar pyin
ด้าน (ฟัน) กระพุ้งแก้ม ダーンクラプンカエム dan-kra-pung-kaem	**permukaan bukal** プルムカアン ブカル pr-muka-an bukal	**mặt má** マッ マ matto ma	အပြင်ဘက်မျက်နှာပြင် アピン バッ ミャ ナー ピン a pyin bat myat nar pyin
ด้าน (ฟัน) ลิ้น ダーンリン dan-lin	**permukaan lingual** プルムカアン リングアル pr-muka-an li-ngu-wal	**mặt lưỡi** マッ ルイ matto ruuoi	အတွင်းဘက်မျက်နှာပြင် ア ツイン バッ ミャ ナー ピン a twin bat myat nar pyin

4 Name of Parts

	英語 English	日本語 Japanese	中国語 Chinese	韓国語 Korean
54	palatal surface	口蓋側面 koogaisokumen	腭面 オーミエン e mian	구개면 クゲミョン goo gae myeon
55	occlusal surface	咬合面 koogoomen	咬合面 ヤオホウミエン yao he mian	교합면 ギョハップミョン gyo hab myeon
56	proximal surface	隣接面 rinsetsumen	邻面 リンミエン lin mian	인접면 インジョップミョン in jyeob myeon
57	mesial surface	近心面 kinshinmen	近中面 ジンジョンミエン jin zhong mian	근심면 クンシムミョン gun sim myeon
58	distal surface	遠心面 enshinmen	远中面 ユァンジョンミエン yuan zhong mian	원심면 ウォンシムミョン won sim myeon
59	pit and fissure	小窩裂溝 shooka rekkoo	点隙裂沟 ディエンシーリィエゴー dian xi lie gou	소와열구 ソワヨルク so wa yeol goo

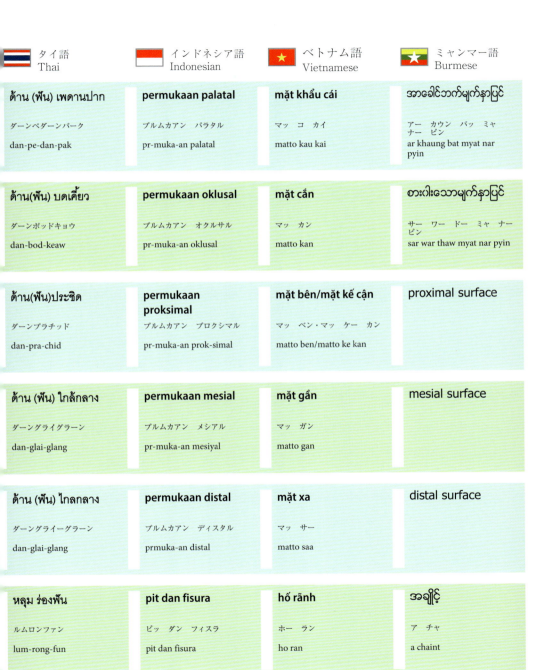

4 Name of Parts

	English	Japanese	Chinese	Korean
60	furcation	分岐（部） bunki(bu)	分叉 フェンチャー fen cha	(치근)분기 (チグン)ブンギ (chi gun) boon gi
61	interdental area	歯間部 shikanbu	牙间隙 ヤージェンシー ya jian xi	치간부(위) チガンブ(ウィ) chi gan boo (wi)
62	gingival margin	歯肉辺縁 shiniku hen'en	龈缘 インユエン yin yuan	치은연 チウンヨン chi un yeon
63	cervical area	歯頚部 shikeebu	牙颈部 ヤージーンブゥ ya jing bu	치경부 チギョンブ ji gyeong boo

タイ語 Thai	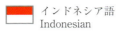 インドネシア語 Indonesian	ベトナム語 Vietnamese	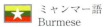 ミャンマー語 Burmese
บริเวณรากแยก, ง่ามราก バリウェンラクヤク；ニャムラーク ba-ri-wen-rak-yuek; ngam-rak	furkasi フルカシ furkasi	nhánh, sự phân nhánh ニャン，シュー　フォン　ニャン nyan, suu phan nyan	furcation
บริเวณระหว่างฟัน バリウェンラワーンファン ba-ri-wen-ra-wang-fun	area interdental アレア　インテルデンタル areya interdental	vùng kẽ ブン　ケー vungu ke	သွားကြားနေရာ トワー　ジャー　ネイー　ヤー twar kyar nay yar
ขอบเหงือก コブヌアク kob-nguek	tepi gingival トゥピ　ギンギファル t-pi ging-gival	đường viền nướu ドゥン　ビエン　ニュー duongu vien nuou	gingival margin
บริเวณคอฟัน バリウェンコーファン ba-ri-wen-kor-fun	area servikal アレア　セルフィカル areya servikal	vùng cổ răng ブン　コー　ラン vungu ko rangu	cervical area

5 Oral Anatomy

英語 English	日本語 Japanese	中国語 Chinese	韓国語 Korean
64 oral anatomy terms	口腔解剖用語 kookuukaibooyoogo	口腔解剖用语 コウチャンジェーポウヨンユイ kou qiang jie pou yong yu	구강해부용어 クガンヘブヨンオ goo gang hae boo yonn eo
65 hard tissue	硬組織 koososhiki	硬组织 イーンズゥジー ying zu zhi	경조직 キョンジョジック gyeong jo jik
66 soft tissue	軟組織 nansoshiki	软组织 ルアンズゥジー ruan zu zhi	연조직, 물렁조직 ヨンジョジック, ムルロンジジック yeon jo jik, mool reong jo
67 enamel	エナメル質 enamerushitsu	牙釉质 ヤーユウジー ya you zhi	에나멜, 법랑질 エナメル, ポップランジル e na mel, beob rang jil
68 dentin	象牙質 zoogeshitsu	牙本质 ヤーベンジー ya ben zhi	상아질 サンアジル sang a jil
69 cementum	セメント質 sementoshitsu	牙骨质 ヤーグージー ya gu zhi	시멘트질, 백아질 シメントゥジル, ベックアジル si me tu jil, Baek a jil

タイ語 Thai	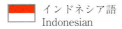 インドネシア語 Indonesian	ベトナム語 Vietnamese	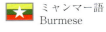 ミャンマー語 Burmese
ศัพท์ทางทันตวิภาคศาสตร์ サップターンタンタウィパークサート sub-tang-tan-ta-wi-pak-sart	istilah anatomi oral イスティラ アナトミ オラル istilaa anatomi oral	thuật ngữ giải phẫu トック ヌー ヤイ フォウ chuatto nyuu jiai fau	မေးရိုးနှင့်ခံတွင်းခန္ဓာဗေဒ အခေါ်အဝေါ်များ メイ ヨー ニッ カン ツイン カン ダー ベー ダ アコー アウオー ミャー mayy yoe nint kan twin kan dar bay da a khaw a waw myar
เนื้อเยื่อแข็ง ヌエユエケン nue-yue-keng	jaringan keras ジャリガン クラス jari-ngan kras	mô cứng モー クン mo kungu	တစ်သျှူးမာ ティッシュー マー tissue mar
เนื้อเยื่ออ่อน ヌエユエオーン nue-yue-oon	jaringan lunak ジャリガン ルナク jari-ngan lunak	mô mềm モー メン mo mem	တစ်သျှူးပျော့ ティッシュー ピョ tissue pyaut
เคลือบฟัน クレウブファン kleub-fun	enamel, email エナメル，エマイル enamel, ema-yil	men răng メン ラン men rangu	ကြွေသွားလွှာ チュエー トワー ロアー kywe twar hlwar
เนื้อฟัน ヌエファン nue-fun	dentin デンティン dentin	ngà răng ガー ラン nga rangu	ဆင်စွယ်နှစ်လွှာ シン ソウエ ニッ ロア sin swe hnit hlwar
เคลือบรากฟัน クラブラクファン kleub-rak-fun	sementum スメントム sementum	xê măng シィー マン see mangu	cementum, သွားမြစ်ပတ်လွှာ シメンタム，トワー ミーパッ ロア shimentamu, twar myit pat hlwar

29

5 Oral Anatomy

	英語 English	日本語 Japanese	中国語 Chinese	韓国語 Korean
70	pulp	歯随 / shizui	牙髓 / ヤースウェイ / ya sui	치수 / チスゥ / chi soo
71	pulp chamber	髄腔 / zuikuu	牙髓腔 / ヤースウェイチャン / ya sui qiang	치수실 / チスシル / chi soo sil
72	pulp horn	髄角 / zuikaku	髓角 / スウェイジャオ / sui jiao	속질뿔 / ソックジルブル / sok jil bbool
73	root canal	根管 / konkan	根管 / ゲングゥァン / gen guan	근관 / クンクァン / gun gwan
74	root apex	根尖 / konsen	根尖 / ゲンジェン / gen jian	치근단 / チグンダン / chi gun dan
75	apical foramen	根尖孔 / konsenkoo	根尖孔 / ゲンジェンコーン / gen jian kong	치근단공 / チグンダンゴン / chi gun dan gong

タイ語 Thai	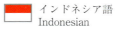 インドネシア語 Indonesian	ベトナム語 Vietnamese	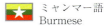 ミャンマー語 Burmese
โพรงประสาทฟัน プローンプラサートファン prong-pra-sart-fun	**pulpa** プルパ pulpa	**tủy răng** トウイ ラン tui rangu	မွသွားလွှာ モワ トワー ロアー mwa twar hlwar
โพรงเนื้อเยื่อในส่วนตัวฟัน プローンヌエユエナイスアントゥアファン prong-nue-yue-nai-suan-tua-fun	**kamar pulpa** カマル プルパ kamar pulpa	**buồng tủy răng** ブオン トウイ ラン buongu tui rangu	pulp chamber
ส่วนยอดเนื้อเยื่อใน スアンヨードヌエユエナイ suan-yod-nue-yue-nai	**tanduk pulpa** タンドゥック プルパ tanduk pulpa	**sừng tủy** スング トウイ sungu tui	pulp horn
คลองรากฟัน クローンラークファン klong-rak-fun	**saluran akar** サルラン アカル saluran akar	**ống tủy** オング トウイ ongu tui	သွားမြစ်ကြော トワー ミエッ ジョー twar myit kyaw
ปลายรากฟัน プライーラークファン plai-rak-fun	**apeks akar gigi** アペックス アカル ギギ apex akar gigi	**chóp răng** チョップ ラン choppu rangu	သွားမြစ်ထိပ် トワー ミエッ テッ twar myit htate
รูเปิดปลายรากฟัน ルーペードプライーラークファン roo-peud-plai-rak-fun	**foramen apikal** フォラメン アピカル foramen apikal	**lỗ chóp** ロー チョップ lo choppu	သွားမြစ်ထိပ်ရှိအာရုံကြောဝင်ပေါက် トワー ミエッ テッ シ アー ユー ジョー ウイン パッ twar myit htate shi arr yone kyaw win pauk

5 Oral Anatomy

	英語 English	日本語 Japanese	中国語 Chinese	韓国語 Korean
76	accessory canal	側枝 ツェジー sokushi	侧支 ツェジー ce zhi	부근관 ブグンクァン bu gun gwan
77	alveolar bone	歯槽骨 ヤーツァオグー shisookotsu	牙槽骨 ヤーツァオグー ya cao gu	치조골 チジョゴル chi jo gol
78	lamina dura	歯槽硬線 イングーバン shisookoosen	硬骨板 イングーバン ying gu ban	치조백선, 치조경선 チジョベックソン, チジョキョンソン chi jo baek seon, chi jo gyeong seon
79	periodontal ligament	歯根膜 ヤージョーモウ shikonmaku	牙周膜 ヤージョーモウ ya zhou mo	치근막 チグンマック chi gun mak
80	gingiva	歯肉 ヤーイン shiniku	牙龈 ヤーイン ya yin	치은 チウン chi un
81	cement enamel junction	セメントエナメル境 ヤーグージユージージエ sementoenamerukyoo	釉牙骨质界 ヤーグージユージージエ you ya gu zhi jie	백아법랑경계(에나멜멘트질경계) ベックアポップランキョンゲ(エナメルシメントゥジルキョンキェ) baek a beob rang gyeong gye(e na mel si me tu jil gyeong gye)

タイ語 Thai	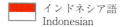 インドネシア語 Indonesian	ベトナム語 Vietnamese	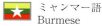 ミャンマー語 Burmese
คลองรากกิ่ง, แขนง คลองราก クローンラークギン klong-rak-ging	saluran akar tambahan サルラン アカル タンバハン saluran akaru tambahan	ống tủy phụ オン トウイ フー ong tui fuu	သွားမြစ်အပိုကြော トワー ミエッ アポー ジョー twar myit a po kyaw
กระดูกเบ้าฟัน クラドウクバオファン kra-dook-bao-fun	tulang alveolar トゥラン アルフェオラル tulang al-veyolar	xương ổ răng スオン オー ラン suongu o rangu	သွားဖုံးရိုး トワー フォン ヨォー twar phone yoe
ผิวกระดูกเบ้าฟัน/ ลามินา ดูรา ピュグラドウクバオファン / ラミナドゥラ piw-kra-dook-bao-fun/ lamina dura	lamina dura ラミナ ドゥラ lamina dura	phiến cứng フィエン クン fien cungu	lamina dura
เอ็นยึดปริทันต์ エンユエッドパリタン en-yued-pa-ri-tan	ligamen periodontal リガメン ペリオドンタル ligamen periyodontal	dây chằng nha chu イエイ チャン グ ニャ チュ dai changu nya chu	သွားမြစ်ပတ်မြေး トワー ミエッ パッツ ミエッ twar myit pat myay
เหงือก ヌアク nguek	gingiva, gusi ギンギファ, グーシ ging-giva, gusi	nướu răng ノウ ラン nuou rangu	သွားဖုံးသား トワー フォン ター twar phone thar
รอยต่อเคลือบฟันกับ เคลือบรากฟัน, ซีอีเจ ロイトークレウブファンカツ ブクレウブラークファン roi-toh-kleub-fun-kub-kleub-rak-fun; CEJ	cementoenamel junction / pertemuan enamel-sementum プルトムアン エナメルスメントム pr-tmuwan enamel-sementum	đường nối men xê măng ドウオン ノイ メン シー マン duongu noi men se mangu	cement enamel junction

5 Oral Anatomy

英語 English	日本語 Japanese	中国語 Chinese	韓国語 Korean
82 lips	口唇 コウシン kooshin	口唇 コウチュン kou chun	구순(입술) クスゥン(イップスゥル) goo soon (ib sool)
83 corner of mouth	口角 コウカク kookaku	口角 コウジャオ kou jiao	구각(입꼬리) クガック(イップコリ) goo gak(ib ggo ri)
84 fauces	口峡 コウキョウ kookyoo	咽门 イェンメン yan men	구협(목구멍) クヒョップ(モックモン) goo hyeob(mok goo meo)
85 hard palate	硬口蓋 コウコウガイ kookoogai	硬腭 インオー ying e	경구개 キョングゲ gyeong goo gae
86 soft palate	軟口蓋 ナンコウガイ nankoogai	软腭 ルアンオー ruan e	연구개 ヨングゲ yeon goo gae
87 uvula	口蓋垂 コウガイスイ koogaisui	腭垂 オーチュエイ e chui	구개수(목젖) クゲスゥ(モックチョッ) goo gae soo(mok jeot)

タイ語 Thai	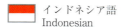 インドネシア語 Indonesian	ベトナム語 Vietnamese	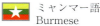 ミャンマー語 Burmese
ริมฝีปาก リンフィーパーク rim-phee-pak	**bibir** ビビル bibir	**môi** モイ moi	နုတ်ခမ်း ノッ カン hnote khan
มุมปาก ムンパーク moom-pak	**sudut mulut** スドゥッ ムルッ sudut mulut	**khóe mép** ホエー メップ hoe meppu	ပါးစပ်ထောင့် パー サッ ダウッ par sat dauk
บริเวณช่องปาก-คอหอย バリウェンチョンパークコーホイー ba-ri-wen-chong-pak-kor-hoi	**fauces**	**trụ amidan** チュー アミダン chuu amidan	**fauces**
เพดานปากแข็ง ペダーンパークケン pe-dan-pak-keng	**palatum keras** パラトゥム クラス palatum kras	**khẩu cái cứng** コウ カイ クン kau kai kungu	အာခေါင်မာ アー カウ マー ar khaung mar
เพดานปากอ่อน ペダーンパークオーン pe-dan-pak-oon	**palatum lunak** パラトゥム ルナク palatum lunak	**khẩu cái mềm** コウ カイ メン kau kai men	အာခေါင်ပျော့ アー カウ ピョ ar khaung pyaut
ลิ้นไก่ リンカイ lin-kai	**uvula** ウフラ uvula	**lưỡi gà** ルイ ガー luoi gaa	လျှာခင် シャー キン shar khin

5 Oral Anatomy

	英語 English	日本語 Japanese	中国語 Chinese	韓国語 Korean
88	palatine tonsil	口蓋扁桃 koogaihentoo	腭扁桃体 オービエンタオティ e bian tao ti	구개편도 クゲピョンド goo gae pyeon do
89	palatine rugae	口蓋ひだ koogaihida	腭皱 オージョウ e zhou	구개주름, 입천장주름 クゲジュルム、イップチョンヂャンチュルム goo gae ju rum, ib cheon jang ju rum
90	palatine foveola	口蓋小窩 koogaishooka	腭小凹 オーシャオアウ e xiao ao	구개소와 クゲソワ goo gae so wa
91	floor of the mouth	口腔底 kookuutee	口底 コウディ kou di	구강저 クガンチョ goo gang jeo
92	tongue frenum	舌小帯 zesshootai	舌系带 シェーシーダイ she xi dai	설소대, 혀주름띠 ソルソデ、ヒョジュルムティ seol so dae, hyeo ju rum t
93	buccal frenum	頬小帯 kyooshootai	頬系带 ジャーシーダイ jia xi dai	협소대, 협계대 ヒョップソデ、ヒョップキェ hyeob so dae, hyeob gye

タイ語 Thai	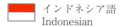 インドネシア語 Indonesian	ベトナム語 Vietnamese	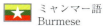 ミャンマー語 Burmese
ต่อมทอนซิลที่อยู่ในช่องปาก トムトンシルナイチョンパーク tom-ton-sil-nai-chong-pak	**tonsil palatinus** トンシル　パラティヌス tonsil palatinus	**Amidan** アミダン amidan	အာသီး アー　ティー ar thee
รอยย่นเยื่อเมือกเพดานปาก ロイーヨンユエムエクペダーンパーク roi-yon-yue-muek-pe-dan-pak	**rugae palatinus** ルゲー　パラティヌス ruga-e palatinus	**vân ngang khẩu cái** バン　ガアン　カウ　カイ van ngangu kau kai	palatine rugae
โฟเวีย พาลาทีน フォヴィアパラティン fo-vea-pa-la-tine	**foveola palatinus** フォフェオラ　パラティヌス fove-yola palatinus	**lỗ tịt** ロー　ティット loo titto	palatine foveola
พื้นปาก プエンパーク puen-pak	**dasar mulut** ダサル　ムルツ dasar mulut	**sàn miệng** サン　ミエン san miengu	floor of the mouth
เนื้อยึดด้านลิ้น ヌエユッドダーンリン nue-yued-dan-lin	**frenulum lidah** フレヌルム　リダッ frenulum lidaa	**thắng lưỡi** タング　ルイ taangu luoi	tongue frenum
เนื้อยึดด้านแก้ม ヌエユッドダーンガーム nue-yued-dan-gam	**frenulum bukal** フレヌルム　ブカル frenulum bukal	**thắng môi** タング　モイ taangu moi	buccal frenum

5 Oral Anatomy

English	Japanese	Chinese	Korean
94 labial frenum	唇小帯 / チョンシーダイ / shinshootai	唇系帯 / チョンシーダイ / chun xi dai	구순소대, 입술주름띠 / クスゥンソデ, イップスゥルジュルム / goo soon so dae, ib sool ju rum
95 buccal mucosa	頬粘膜 / ジャーニエンモウ / kyoonenmaku	颊黏膜 / ジャーニエンモウ / jia nian mo	볼점막 / ボルチョンマック / bo jeom mak
96 gingivobuccal fold	歯肉頬移行部 / インジャーゴウ / shinikukyooikoobu	龈颊沟 / インジャーゴウ / yin jia gou	치은협이행부, 잇몸볼주름 / チウンヒョップイヘンブ, イモムボルジュルム / chi un hyeob I haeng boo mom bol ju rum
97 salivary gland	唾液腺 / トゥオイェーシェン / daekisen	唾液腺 / トゥオイェーシェン / tuo ye xian	타액선, 침샘 / タエックソン, チムセム / ta aek seon, chmi saem
98 taste bud	味蕾 / ウェイレイ / mirai	味蕾 / ウェイレイ / wei lei	미뢰, 맛봉오리 / ミロェ, マッポンオリ / mi roi, mat bong o ri
99 nerve	神経 / シェンジーン / sinkee	神经 / シェンジーン / shen jing	신경 / シンギョン / sin gyeong

タイ語 Thai	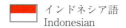 インドネシア語 Indonesian	ベトナム語 Vietnamese	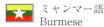 ミャンマー語 Burmese
เนื้อยึดด้านริมฝีปาก ヌエユッドダーンリンフィーパーク nue-yued-dan-rim-phee-pak	frenulum labial フレヌルム ラビアル frenulum labialu	thắng bên タング ベン taangu ben	labial frenum
เยื่อบุกระพุ้งแก้ม ユエブクラプンガーム yue-bu-kra-pung-gam	mukosa bukal ムコサ ブカル mukosa bukal	niêm mạc má ニエン マック マ nien makku ma	buccal mucosa
จิงจิโวบัคคอลโฟลด์ ジンジヴォバッカルフォール ging-gi-vo-buc-cal-fold	gingivobuccal fold	ngách hành lang ニャック ハン ラン nyakku han langu	gingivobuccal fold
ต่อมน้ำลาย トムナムラーイー tom-nam-lai	kelenjar saliva クルンジャル サリファ klen-jar saliva	tuyến nước bọt トウイン ヌック ボッ tuien nuokku botto	တံတွေးအိတ် タッ ツイン エッ tan tway aeit
ตุ่มรับรส トゥムラップロス toom-rub-ros	taste bud	nụ vị giác ヌー ヴィー ヤック nu vi giakku	အာရုံခံအဖု アー ヨー ガー ア ブッ ar yone khan a phu
เส้นประสาท センプラサート sen-pra-sart	saraf サラフ saraf	dây thần kinh ヤイ タン キン dai tan kin	အာရုံကြော アー ヨー ヨイー ar yone kyaw

5 Oral Anatomy

	English	Japanese	Chinese	Korean
100	central nerve system	中枢神経系 / chuusuushinkeekee	中枢神经系统 / ジョンシュウシェンジーンシートーン / zhong shu shen jing xi tong	중추신경계 / チュンチュシンギョンキェ / joong choo sin gyeong gy
101	nasolabial sulcus	鼻唇溝 / bishinkoo	鼻唇沟 / ビーチゥエンゴウ / bi chun gou	비순구, 코입술선 / ビスンク, コイプスルソン / bi soon goo, ko ib sool se
102	temporomandibular joint	顎関節 / gakukansetsu	颞下颌关节 / ニエシャーホーグアンジェー / nie xia he guan jie	측두하악관절 / ツックトゥハアッククァンジョル / chuk doo ha ak gwan jeol
103	mandibular condyle	下顎頭 / kagakutoo	髁突 / コートゥ / ke tu	하악두, 하악골머리 / ハアックトゥ, ハアックコルモリ / ha ak doo, ha ak gol meo
104	mandibular foramen	下顎孔 / kagakukoo	下颌孔 / シャーホーコーン / xia he kong	하악공, 턱뼈구멍 / ハアッコン, トックピョクモ / ha ak gong, tuk bbyeo go meong)
105	Camper's line	カンペル線 / kanperusen	鼻翼耳屏线（坎珀线）/ ビーイーアーピンシェン(カンポウシェン) / bi yi er ping xian/kan po xian	캄퍼선 / カムパソン / Kam peo seon

タイ語 Thai	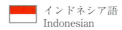 インドネシア語 Indonesian	ベトナム語 Vietnamese	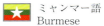 ミャンマー語 Burmese
ระบบประสาทส่วนกลาง ラボッブプラサートスアンクラーン ra-bob-pra-sart-suan-klang	**sistem saraf pusat** システム　サラフ　プサッ sistm saraf pusat	**hệ thần kinh trung ương** ヘ　タン　キン　トゥン　ウォン he tan kin chung uongu	အာရုံကြောမအဖွဲ့အစည်း アー　ヨー　ジョー　マ　ア　フィエ　ア　シー ar yone kyaw ma a phwe a see
ร่องจมูก-ริมฝีปาก ロンジャムークリンフィーパーク rong-ja-mook- rim-phee-pak	**sulkus nasolabial** スルクス　ナソラビアル sulkus nasolabiyal	**rãnh mũi môi** ラン　ムイ　モイ ran mui moi	**nasolabial sulcus**
ข้อต่อขากรรไกร コートーカーガンガイ koh-tor-kha-gun-gai	**sendi temporomandibula** センディ　テンポロマンディブラ sendi temporomandibula	**khớp thái dương hàm** コップ　タイ　ヨン　ハン koppu tai duongu han	မေးရိုးဆစ် メイ　ユー　シッ mayy yoe sit
หัวข้อต่อขากรรไกรล่าง, คอนดายล์ ホアコートーカーガンガイラーン hua-koh-tor-kha-gun-gai-lang; condyle	**kondilus mandibula** コンディルス　マンディブラ kondilus mandibula	**lồi cầu xương hàm dưới** ロイ　カウ　スオング　ハン　ユイ loi kau suongu han duoi	**mandibular condyle**
รูขากรรไกรล่าง ルーカーガンガイラーン roo-kha-gun-gai-lang	**foramen mandibula** フォラメン　マンディブラ foramen mandibular	**lỗ ống thần kinh răng dưới** ロー　オング　タン　キン　ラン　ユイ lo ongu tan kin rangu duoi	မေးရိုးရှိ အာရုံကြောဝင်ပေါက် メイ　ユー　シッ　アー　ヨー　ジョー　ウイン　パッ mayy yoe shi arr yone kyaw win pouk
แนวแคมเปอร์ ネアウカッムパー neaw-camper	**garis Camper** ガリス　カンプル garis Camper	**đường Camper** ドオン　カンペア duongu kam-pea	**Camper's line**

5 Oral Anatomy

	英語 English	日本語 Japanese	中国語 Chinese	韓国語 Korean
106	naso-auricular line	鼻聴道線 bichoodoosen	鼻耳线 ビーアーシェン bi er xian	비청도선(코-귀를 잇는 선) ビチョンドソン Bi cheong do seon (co-gi ri nen sun)
107	facial plane	顔面平面 ganmenheemen	面部平面 ミエンブゥピンミエン mian bu ping mian	안면평면 アンミョンピョンミョン An myeon pyeong myeon
108	eye-ear line	眼耳平面 ganjiheemen	眼耳平面 イェンアーピンミエン yan er ping mian	눈귀평면 ヌンクィピョンミョン Noon gui pyeong myeon
109	orbital plane	眼窩平面 gankaheemen	眼窩平面 イェンウォーピンメン yan wo ping mian	안와평면 アンワピョンミョン An wa pyeong myeon
110	Frankfort plane	フランクフルト平面 furankufurutoheemen	眶耳平面（法兰克福平面） クァンアーピンミエン（ファーランコーフーピンミエン） kuang er ping mian (fa lan ke fu ping mian)	프랑크포트수평면 プランクポットゥスゥピョンミョン Pu rang ku po tu soo pyeo myeon

タイ語 Thai	インドネシア語 Indonesian	ベトナム語 Vietnamese	ミャンマー語 Burmese
ระนาบจมูก-หู ラナーブジャモークホー ra-narb-ja-mook-hoo	garis naso-aurikular ガリス ナソアウリクラル garis naso-awurikular	đường mũi - tai ドン ムイ タイ duongu mui tai	naso-auricular line
ระนาบใบหน้า ラナーブバイナー ra-narb-bai-nah	bidang fasial ビダン ファシアル bidang fasiyal	mặt phẳng mặt マッ ファン マッ matto fangu matto	facial plane
ระนาบตา-หู ラナーブターホー ra-narb-tar-hoo	garis mata-telinga ガリス マタタリガ garis mata-teli-nga	đường mắt – tai ドン マッ タイ duongu matto tai	eye-ear line
ระนาบออร์บิทาเล ラナーブオビタレ ra-narb-orbitale	bidang orbital ビダン オルビタル bidang orbital	mặt phẳng ngang qua bờ dưới ổ mắt マッ ファン ガン クア ボー ユイ オ マッ matto fangu nyangu kua bo duoi o matto	orbital plane
ระนาบแนวนอนแฟรงก์ฟอร์ต ラナーブネアウノンフランクフォート ra-narb-neaw-nawn-frankfort	bidang Frankfort ビダン フランクフォルト bidang Frankfort	mặt phẳng Frankfort マッ ファン フランクフルート matto fang furankufuruto	Frankfort plane

6 Examination

 英語 English
 日本語 Japanese
 中国語 Chinese
 韓国語 Korean

111 examination | 診査 shinsa | 检查 ジェンチャー jian cha | 진찰 ジンチャル jin chal

112 chief complaint | 主訴 shuso | 主诉 ジュスウ zhu su | 주요호소증상(주소) ジュヨホソジュンサン(ジュウソ) jyu yo ho so jyung sang(jy so)

113 anamnesis | 既往歴 kiooreki | 既往史 ジーワンシー ji wang shi | 과거병력 クァゴビョンリョック kwa keo byeong ryeok

114 history of present illness | 現病歴 genbyooreki | 现病史 シェンビンシー xian bing shi | 현재병력 ヒョンジェビョンリョック hyun jae byeong ryeok

115 family history | 家族歴 kazokureki | 家族史 ジア ズゥ シー jia zu shi | 가족력 カジョックリョック ga jock ryeok

116 health questionnaire | 問診表 monshinhyoo | 问诊表 ウェンジェンビャオ wen zhen biao | 문진표 ムンジンピョ mun jin pyo

タイ語 Thai

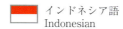 インドネシア語 Indonesian

 ベトナム語 Vietnamese

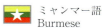 ミャンマー語 Burmese

Thai	Indonesian	Vietnamese	Burmese
การตรวจประเมิน カーントアッジプラマン kan-tuert-pra-meun	pemeriksaan プムリックサアン pmrik-sa-an	thăm khám bệnh ターン カン ベン tam kam bein	စစ်ဆေးခြင်း シッ セイ チン sit say chin
อาการสำคัญ アーカーンサッムカン aa-kan-sum-kun	keluhan utama クルハン ウタマ kluhan utama	lý do chính đến khám リ ヨー チェン デン カム lii do chain den kamu	အဓိကရောဂါပြဿနာ アディカ ヨー ガー ピヤ タン ナー a di ka yaw gar pyat than nar
ประวัติโรค プラワットロック pra-wat-rok	anamnesa アナンネサ anamnesa	tiền sử bệnh ティン スー ベン tien su bein	ရောဂါရာဇဝင် ヨー ガー ヤー ザ ウィン yaw gar ya za win
ประวัติอาการปัจจุบัน プラワットアーガーンパッジュバン pra-wat-ar-gan-paj-ju-ban	riwayat penyakit saat ini リワヤッ プニャキッ サアッ イニ riwayat pnyakit sa-at ini	bệnh sử hiện tại ベン スー ヒエン タイ bein su hien tai	ရောဂါဖြစ်စဉ် ヨー ガー ピイ シン yaw gar phyit sin
ประวัติสุขภาพของครอบครัว プラワットスッカパーブクロブクルア pra-wat-suk-ka-pab-krob-krua	riwayat penyakit keluarga リワヤッ プニャキッ クルアルガ riwayat pnyakit kluwarga	bệnh sử gia đình ベン スー ヤー ディン bein su jia din	မိသားစုရာဇဝင် ミ ター スッ ヤー ザ ウィン mi thar su ya za win
แบบทดสอบสุขภาพ ベップトッソッボスッカパーポ beb-tod-sob-suk-ka-pab	kuesioner kesehatan クウェイショネル クセハタン kuwesiyoner ksehatan	bảng câu hỏi sức khỏe バンー コー ホイ スック ホーエ bangu cau hoi sukku hoe	ကျန်းမာရေးဆိုင်ရာမေးခွန်း チェン マー イェー サイ ヤー メイ コン kyan mar yay saing yar may kon

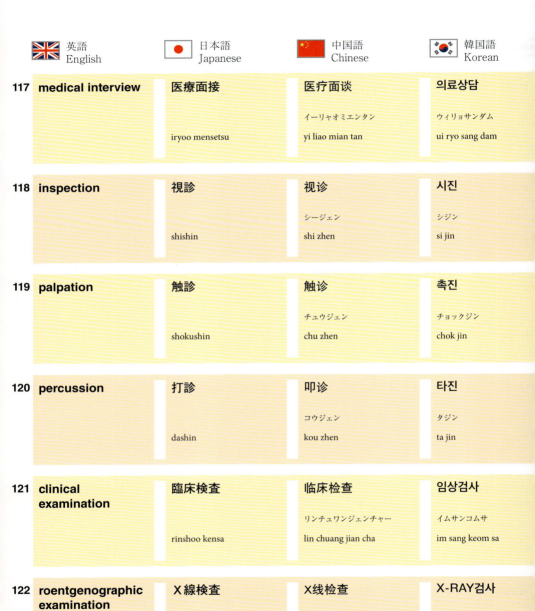

タイ語 Thai	インドネシア語 Indonesian	ベトナム語 Vietnamese	ミャンマー語 Burmese
การซักประวัติสุขภาพ カーンサックプラワットスッカパーポ kan-suck-pra-wat-suk-ka-pab	**wawancara medis** ワワンチャラ メディス wawan-cara medis	**hỏi bệnh** ホイ ベン hoi bein	ဆေးပညာဆိုင်ရာ လူတွေစစ်ဆေးခြင်း セイ ピン ニャー サイ ヤー ルー トイ シッ セイ チン say pyin nyar saing yar lu twe sit say chin
ดู ドー do	**inspeksi** インスペクシ ins-peksi	**quan sát** クオン サッ quan satto	ကြည့်ရှုခြင်း チ シュ チン kyi shu chin
คลำ クラム klum	**palpasi** パルパシ palpasi	**sờ nắn** ソー ナン so nan	ထိကိုင်ခြင်း ティ カイン チン hti kaing chin
เคาะ コ koh	**perkusi** ペルクシ per-kusi	**gõ** ゴー jo	ခေါက်ကြည့်ခြင်း カウ チ チン khaut kyi chin
การประเมินผลทางคลินิก カーンプラメアンポンターンクリニック kan-pra-meun-pol-tang-clinic	**pemeriksaan klinis** プムリックサアン クリニス pmerik-sa-an klinis	**khám lâm sàng** カム ラム サン kamu lamu sangu	လက်တွေ့စစ်ဆေးခြင်း ラッ トイ シッ セイ チン lat twe sit say chin
การประเมินผลทางภาพถ่ายรังสี カーンプラメアンポンターンパープタイランシー kan-pra-meun-pol-tang-pab-tai-rung-see	**pemeriksaan x-ray/rontgen** プムリックサアン エクスレイ / ロンスン pmerik-sa-an x-ray / ronsn	**quan sát trên phim x-quang** クオン サッ ティエン フィン イッス クワン quan satto chen fimu x quango	ဓါတ်မှန်ဖြင့်စစ်ဆေးခြင်း ダッ マン ピエ シッ セイ チン dat man phyit sit say chin

47

6 Examination

英語 English	日本語 Japanese	中国語 Chinese	韓国語 Korean
123 **diagnosis**	診断 shindan	诊断 ジェンドゥアン zhen duan	진단 シンダン jin dan

タイ語 Thai	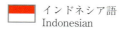 インドネシア語 Indonesian	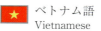 ベトナム語 Vietnamese	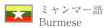 ミャンマー語 Burmese
การวินิจฉัย カーンウィニッチャイ kan-wi-nich-chai	**diagnosis** ディアッグノシス diyag-nosis	**chẩn đoán** チャン　ドワン chan doan	**ရောဂါအမည်တပ်ခြင်း** ヨー　ガー　アミッ　タッ　チン yaw gar a myee tat chin

7 Systemic Disease

英語 English	日本語 Japanese	中国語 Chinese	韓国語 Korean
124 systemic disease	全身疾患 zenshin shikkan	全身疾病 チュエンシェンジービーン quan shen ji bing	전신질환 チョンシンジルファン jeon sin jil hwan
125 hypertension/high blood pressure	高血圧 kooketsuatsu	高血压 ガオシュエヤー gao xue ya	고혈압 コヒョルアップ go hyeol ab
126 hypotension/low blood pressure	低血圧 teeketsuatsu	低血压 ディシュエヤー di xue ya	저혈압 チョヒョルアップ jeo hyeol ab
127 diabetes	糖尿病 toonyoobyoo	糖尿病 ターンニャオビーン tang niao bing	당뇨병 タンニョビョン dang nyo byeong
128 tuberculosis	結核 kekkaku	结核 ジェーホーア jie he	결핵 キョルヘック gyeol haek
129 gastric ulcer	胃潰瘍 ikaiyoo	胃溃疡 ウェイクェイヤーン wei kui yang	위궤양 ウィクエイヤン wi guei yang

タイ語 Thai	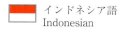 インドネシア語 Indonesian	ベトナム語 Vietnamese	 ミャンマー語 Burmese
โรคทางระบบ ロックターンラボップ rok-tang-ra-bob	**penyakit sistemik** プニャキッ　システゥミック p-nya-kit sis-te-mik	**bệnh hệ thống** ベン　ヘ　トン bein he tongu	ခန္ဓာကိုယ်ရောဂါ カン　ダー　コ　ヨー　ガー khan dar ko yaw gar
ความดันโลหิตสูง クワームダンロヒットスーン kwam-dun-lo-hid-soong	**hipertensi / penyakit tekanan darah tinggi** ヒプルテンシ / プニャキッ トゥナカンダラッ ティンギ hi-pr-tensi / p-nya-kit tka-nan daraa ting-gi	**cao huyết áp** カオ　フエット　アップ kao huietto appu	သွေးတိုးရောဂါ トエー　トー　ヨー　ガー thway toe yaw gar
ความดันโลหิตต่ำ クワームダンロヒッドタッム kwam-dun-lo-hid-tum	**hipotensi / penyakit tekanan darah rendah** ヒポテンシ / プニャキッ トゥナカン ダラッ ルンダ hipotensi / p-nya-kit tka-nan daraa rn-daa	**hạ huyết áp** ハー　フエット　アップ ha fuietto appu	သွေးပေါင်ကျရောဂါ トエー　パー　チャ　ヨー　ガー thway paung kya yaw ga
เบาหวาน バウワーン bao-wan	**diabetes / penyakit kencing manis** ディアベタス / プニャキッ クンチン マニス diyabe-ts / p-nya-kit kn-cing manis	**đái tháo đường** ダイ　タオ　ドゥン dai tao duongu	ဆီးချို သွေးချိုရောဂါ シー　ジョー　トエー　チョー　ヨー　ガー see cho thway cho yaw gar
วัณโรค ワンナロック wan-na-rok	**tuberkulosis** トゥブルクロシス tu-br-kulosis	**bệnh lao phổi** ベン　ラオ　フォイ bein lao foi	တီဘီရောဂါ ティー　ビー　ヨー　ガー ti bi yaw gar
แผลในกระเพาะอาหาร プレナイクラボアーハーン plae-nai-kra-poh-aa-han	**tukak lambung** トゥカッ　ランブン tukak lambung	**loét dạ dày** ロエット　ヤ　ヤイ loetto da dai	အစာအိမ်အနာ アサー　エー　アナー a sar aein a nar

7 Systemic Disease

English 英語	Japanese 日本語	Chinese 中国語	Korean 韓国語
130 hepatitis	肝炎 kan'en	肝炎 ガンイェン gan yan	간염 カンヨム gan yeom
131 nephritis	腎炎 jin'en	肾炎 シェンイェン shen yan	신장염 シンジャンヨム sin jang yeom
132 pneumonia	肺炎 haien	肺炎 フェイイェン fei yan	폐렴 ペリョム pe ryeom
133 appendicitis	虫垂炎 chuusuien	阑尾炎 ランウェイイェン lan wei yan	충수염 チュンスゥヨム chyung soo yeom
134 asthma	喘息 zensoku	哮喘 シャオチュワン xiao chuan	천식 チョンシック cheon sik
135 rheumatic fever	リューマチ熱 ryuumachinetsu	风湿热 フォンシーレイ feng shi re	류마티스열 リュマティスヨル ryu ma ti soo yeol

タイ語 Thai	インドネシア語 Indonesian	ベトナム語 Vietnamese	 ミャンマー語 Burmese
ตับอักเสบ タップアックセーブ tub-auk-seb	**hepatitis** ヘパティティス hepatitis	viêm gan ビエン　ガン vien gan	အသည်းယောင်ရောဂါ アテー　ヤオー　ヨー　ガー a thae yaung yaw gar
ไตอักเสบ タイアックセーブ tai-auk-seb	**radang ginjal** ラダン　ギンジャル radang ginjal	viêm thận ビエン　タン vien tan	ကျောက်ကပ်ယောင်ရောဂါ チャ　ガッ　ヤウン　ヨーガー kyaut kat yaung yaw gar
ปอดบวม ポッドブアム pod-buam	**radang paru-paru** ラダン　パルパル radang paru-paru	viêm phổi ビエン　フォイ vien foi	အဆုတ်ယောင်ရောဂါ アソー　ヤオー　ヨー　ガー a sote yaung yaw gar
ไส้ติ่งอักเสบ サイティンアックセーブ sai-ting-auk-seb	**penyakit/radang usus buntu** プニャキッ／ラダッ　ウスース　ブントゥ p-nya-kit / radang usus bun-tu	viêm ruột thừa ビエン　ルオック　トウア vien ruottto thuua	အူအတက်ယောင်ခြင်း ウー　アタッ　ヤオー　チェン u a tat yaung chin
หอบหืด ホープフーン huob-huid	**penyakit asma** プニャキッ　アスマ p-nya-kit as-ma	bệnh hen suyễn ベン　ヘン　シュイン ben hen suien	ပန်းနာရင်ကျပ်ရောဂါ パン　ナー　イエン　チャ　ヨー　ガー pan nar yin kyat yaw gar
ไข้รูมาติก カイルマティック kai-ru-ma-tic	**demam rematik** ドゥマン　レマティック dmam rematik	bệnh phong thấp nhiệt ベン　ファン　タップ　ニエッ ben fongu tappu nietto	လေးဘက်နာရောဂါ レイ　ベ　ナー　ヨー　ガー lay bat nar yaw gar

7 Systemic Disease

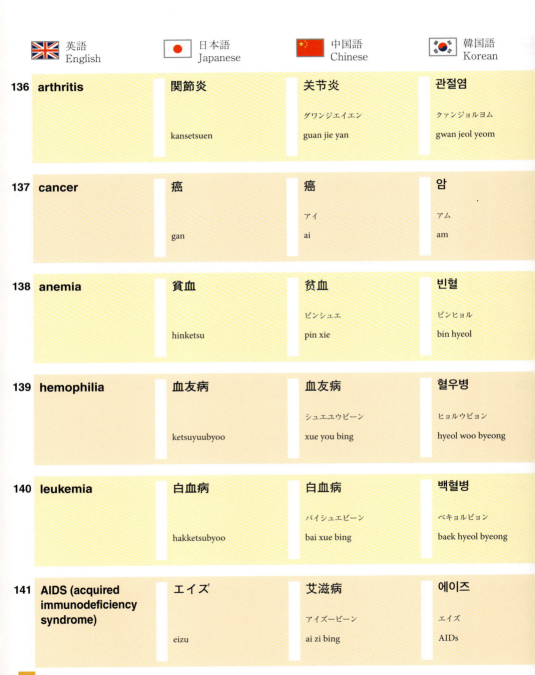

	English 英語	Japanese 日本語	Chinese 中国語	Korean 韓国語
136	arthritis	関節炎 kansetsuen	关节炎 グワンジエイエン guan jie yan	관절염 クァンジョルヨム gwan jeol yeom
137	cancer	癌 gan	癌 アイ ai	암 アム am
138	anemia	貧血 hinketsu	贫血 ピンシュエ pin xie	빈혈 ピンヒョル bin hyeol
139	hemophilia	血友病 ketsuyuubyoo	血友病 シュエユウビーン xue you bing	혈우병 ヒョルウビョン hyeol woo byeong
140	leukemia	白血病 hakketsubyoo	白血病 バイシュエビーン bai xue bing	백혈병 ベキョルビョン baek hyeol byeong
141	AIDS (acquired immunodeficiency syndrome)	エイズ eizu	艾滋病 アイズービーン ai zi bing	에이즈 エイズ AIDs

タイ語 Thai	インドネシア語 Indonesian	ベトナム語 Vietnamese	ミャンマー語 Burmese
ข้ออักเสบ コーアックセーブ koh-auk-seb	**radang sendi** ラダン　スンディ radang sn-di	**bệnh viêm khớp** ベン　ビエン　コップ ben vien koppu	အဆစ်အမြစ်ယောင်ရောဂါ アシッ　アミェ　ヤオ　ヨーガー a sit a myit yaung yaw gar
มะเร็ง マレン ma-reng	**kanker** カンクル kang-kr	**bệnh ung thư** ベン　オン　トゥ ben ungu thuu	ကင်ဆာရောဂါ キン　サー　ヨー　ガー kin sar yaw gar
โลหิตจาง ローヒッドチャン lo-hid-chang	**anemia / penyakit kurang darah** アニミア　/　プニャキッ　クラン　ダラッ anemiya / p-nya-kit kurang daraa	**bệnh thiếu máu** ベン　ティウ　マウ ben thieu mau	သွေးအားနည်းရောဂါ トエー　アー　ネー　ヨーガー thway arr nae yaw gar
ฮีโมฟีเลีย ヒモフィリア he-mo-phi-lia	**hemofilia** ヘモフィリア hemofiliya	**bệnh ưa chảy máu** ベン　ウア　チャイ　マウ ben uua chai mau	သွေးရောဂါ トエー　ヨー　ガー thway yaw gar
มะเร็งเม็ดเลือดขาว マレンメッドレアウドカウ ma-reng-med-leaud-kao	**leukemia / kanker darah** レケミア　/　カンクル　ダラッ leukemiya / kang-kr daraa	**bệnh ung thư máu** ベン　オントゥ　マウ ben ung thuu mau	သွေးဖြူဥကင်ဆာ トエー　ビュ　ウ　キン　サー thway phyu u kin sar
เอดส์ エイズ AIDS	**AIDS**	**bệnh AIDS** ベン　エズ ben eizu	ကုခံအားကျဆင်းမှုရောဂါ ク　カン　アー　チャ　シン　ム　ヨー　ガー khu kan arr kya sin mu yaw gar

7 Systemic Disease

英語 English	日本語 Japanese	中国語 Chinese	韓国語 Korean
142 mumps (epidemic parotitis)	おたふく otafuku	腮腺炎（流行性腮腺炎） サイシェンイェン sai xian yan	볼거리(이하선염) ボルゴリ(イハソンヨム) bol geo ri
143 syphilis	梅毒 baidoku	梅毒 メイドゥ mei du	매독 メドック mae dok
144 epilepsy	てんかん tenkan	癲癇 ディエンシェン dian xian	전간(간질) ジョンガン(ガンジル) jeon gan(gan jil)
145 neurosis	神経症 shinkeeshoo	神经病 シェンジーンビーン shen jing bing	신경증 シンギョンチュン sin gyeong jung
146 disease of heart	心臓疾患 shinzoo shikkan	心脏疾病 シンザーンジービーン xin zang ji bing	심장질환 シムジャンジルファン sim jang jil hwan
147 disease of liver	肝疾患 kan shikkan	肝疾病 ガンジービーン gan ji bing	간질환 カンジルファン gan jil hwan

タイ語 Thai	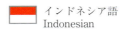 インドネシア語 Indonesian	ベトナム語 Vietnamese	 ミャンマー語 Burmese
คางทูม カーントゥーム kang-toom	**gondongan** ゴンドンガン gondo-ngan	**bệnh quai bị** ベン クオイ ビー ben quai bii	ပါးကျိတ်ယောင်ခြင်း パー チェ ヤオ チン par kyate yaung chin
ซิฟิลิส シフィリス syphilis	**sifilis** シーフィリス sifilis	**bệnh giang mai** ベン ヤン マイ ben yangu mai	ကာလသားရောဂါ カー ラ ター ヨー ガー kar la thar yaw gar
ลมชัก ロムチャック lom-chak	**epilepsi** エピレプシ epilep-si	**bệnh động kinh** ベン ドオン キン ben dongu kin	ဝက်ရူးပြန်ရောဂါ ワッ ユー ビエン ヨーガー wat yuu pyan yaw gar
โรคประสาท ロックプラサート rok-pra-sart	**neurosis** ネロシス neurosis	**chứng loạn thần kinh** チュン ロアン タンク キン chungu loan than kin	အာရုံကြောရောဂါ アー ヨー ジョー ヨーガー arr yone kyaw yaw gar
โรคหัวใจ ロックホアチャイ rok-hua-chai	**penyakit jantung** プニャキッ ジャントゥン p-nya-kit jantung	**bệnh tim** ベン ティン ben tin	နှလုံးရောဂါ ナー ロー ヨー ガー hna lone yaw gar
โรคตับ ロックタップ rok-tub	**penyakit liver / hati** プニャキッ リーフル / ハーティ p-nya-kit liver / hati	**bệnh gan** ベン ガン ben gan	အသည်းရောဂါ アテー ヨー ガー a thae yaw gar

7 Systemic Disease

English	Japanese	Chinese	Korean
148 disease of kidney	腎疾患 jin shikkan	肾疾病 シェンジービーン shen ji bing	신장질환 シンジャンジルファン sin jang jil hwan
149 bleeding disorder	出血異常 shukketsu ijoo	出血性疾病 チュウシュエシーンジービーン chu xie xing ji bing	출혈성질병 チュルヒョルソンジルビョン chyul hyeol seong jil byeor
150 osteoporosis	骨粗鬆症 kotsusoshooshoo	骨质疏松 グゥジーシュウ ソーン gu zhi su song	골다공증 コルダゴンチュン gol da gong jung
151 allergy	アレルギー arerugii	过敏 ゴオミン guo min	알러지 アレルギー allergy
152 immune system	免疫系 men'ekikee	免疫系统 ミエンイーシートン mian yi xi tong	면역계 ミョンヨックキェ myeon yeok kye
153 antibody	抗体 kootai	抗体 カーンティー kang ti	항체 ハンチェ hang che

58

タイ語 Thai	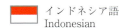 インドネシア語 Indonesian	ベトナム語 Vietnamese	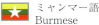 ミャンマー語 Burmese
โรคไต ロックタイ rok-tai	**penyakit ginjal** プニャキッ　ギンジャル p-nya-kit ginjal	**bệnh thận** ベン　タン ben tan	**ကျောက်ကပ်ရောဂါ** チャウ　ガッ　ヨー　ガー kyauk kat yaw gar
ภาวะเลือดออกผิดปกติ パーワレアウドオークピッドパカティ pa-wa-leaud-ook-pid-pa-ka-ti	**kelainan perdarahan** クライナン　プルダラハン k-lai-nan pr-dara-han	**rối loạn chảy máu** ロイ　ロァアン　チャイ　マオ roi loan chai mau	**သွေးထွက်မမှန်ခြင်း** トエー　トア　マ　マー　チェン thway htwet ma hman chin
ภาวะกระดูกพรุน パーワクラドゥックプロン pa-wa-kra-dook-prune	**osteoporosis** オステオポロシス osteyoporosis	**chứng loãng xương** チュング　ロアン　スォン chungu loangu suongu	**အရိုးပွရောဂါ** アヨー　ポワ　ヨー　ガー a yoe pwa yaw gar
ภูมิแพ้ ポウムペー poom-peh	**alergi** アレルギ aler-gi	**dị ứng** ジー　ウン di uungu	**ဓါတ်မတည့်ခြင်း** ダマ　テー　チン dat ma tae chin
ระบบภูมิคุ้มกัน ラボップポウムコウムガン ra-bob-poom-koom-gun	**sistem imun** システム　イムン sis-tm imun	**hệ thống miễn dịch** ヘー　タンム　ミエン　ディック he thongu mien dikku	**ခုခံအားအဖွဲ့အစည်း** クー　カン　アー　アポエ　アシー khu kan arr a phwe a see
แอนติบอดี アンティボディ an-ti-bo-di	**antibodi** アンティボディ antibodi	**kháng thể** カン　テー kang tee	**တန်ပြန်ခုခံအား** タン　ピエン　クー　カン　アー tan pyan khu kan arr

8 Dental Disease

英語 English	日本語 Japanese	中国語 Chinese	韓国語 Korean
154 **dental disease**	歯科疾患 shika shikkan	牙科疾病 ヤーコージービーン ya ke ji bing	치과질환 チッカジルファン chi kwa jil hwan
155 **symptoms**	症状 shoojoo	症状 ジェンジュワーン zheng zhuang	증상 ジュンサン jung sang
156 **acute**	急性 kyuusee	急性 ジーシーン ji xing	급성 クブソン gub seong
157 **chronic**	慢性 mansee	慢性 マンシーン man xing	만성 マンソン man seong
158 **dental caries**	齲蝕 ushoku	齲齒 チュイ チー qu chi	우식(충치) ウシック(チュンチ) woo sik(chung chi)
159 **pulpitis**	歯髄炎 shizuien	牙髄炎 ヤースゥイイェン ya sui yan	치수염 チスゥヨム chi soo yeom

タイ語 Thai	🇮🇩 インドネシア語 Indonesian	🇻🇳 ベトナム語 Vietnamese	🇲🇲 ミャンマー語 Burmese
โรคช่องปาก ロックチョンパーク rok-chong-pak	**penyakit gigi geligi** プニャキッ ギギ ゲリギ p-nya-kit gigi geligi	**bệnh về răng** ベン ベー ラン ben ve rangu	သွားနှင့်ခံတွင်း ရောဂါ トワー ニン カン ツイン ヨー ガー Twar nint kan twin yaw gar
อาการ アーカーン aa-kan	**gejala** グジャラ gjala	**triệu chứng** ティウ チュン chieu chungu	လက္ခဏာ ラ カ ナー Lat ka nar
เฉียบพลัน チェアブプラン cheab-plun	**akut** アークッ akut	**cấp tính** カップ ティン kappu tin	ရုတ်တရက်ပြင်းပြင်းထန်ထန် ヨテ イエ ピン ピン テン テン Yote ta yat pyin pyin htan htan
เรื้อรัง ルエラン rue-rung	**kronis** クロニス kronis	**mãn tính** マン ティン man tin	နာတာရှည် ナー ター シィエー Nar tar shae
ฟันผุ ファンプ fun-pu	**karies gigi** カリエス ギギ kariyes gigi	**sâu răng** ソウ ラン sau rangu	သွားပိုးစားရောဂါ トワー ポー サー ヨー ガー Twar poe sar yaw gar
โพรงประสาทฟันอักเสบ プロンプラサートファンアックセーブ prong-pra-sart-fun-auk-seb	**pulpitis** プルピティス pulpitis	**viêm tủy răng** ビエン トイ ラン vien tui rangu	မွှသွားလျှာယောင်ခြင်း モワ トワー ロアー ヤウン チン Mwa twar hlwar yaung chin

8 Dental Disease

English	Japanese	Chinese	Korean
160 gingivitis	歯肉炎 / シニクエン / shinikuen	牙龈炎 / ヤーインイェン / ya yin yan	치은염 / チウンヨム / chi un yeom
161 periodontitis	歯周炎 / シシュウエン / shishuuen	牙周炎 / ヤージョウイェン / ya zhou yan	치주염 / チジュヨム / chi joo yeom
162 marginal periodontitis	辺縁性歯周炎 / ヘンエンセイシシュウエン / hen'ensee shishuuen	边缘性牙周炎 / ビエンユエンシーンヤージョウイエン / bian yuan xing ya zhou yan	변연치주염(가장자리아주위조직염) / ビョンヨンチジュヨム(カジャンジャリチアジュウィジョジックヨム) / byeon yeon chi joo yeom(ga ja ri chi a joo wi jo jik yeom)
163 apical periodontitis	根尖性歯周炎 / コンセンセイシシュウエン / konsensee shishuuen	根尖性牙周炎 / ゲンジェンシーンヤージョウイエン / gen jian xing ya zhou yan	치근치주염(뿌리치아위조직염) / チグンチジュヨム(プリチアシュウィジョジックヨム) / chi gun chi joo yeom(ppu chi a joo wi jo jik yeom)
164 pericoronitis	智歯周囲炎 / チシシュウイエン / chishi shuuien	智齿冠周炎 / ジーチーグァンジョウイェン / zhi chi guan zhou yan	지치주위염(사랑니주위조직염) / ジチジュウィヨム(サランニジュウィジョジックヨム) / ji chi joo wi yeom(sa rang ni joo wi jo jik yeom)
165 stomatitis	口内炎 / コウナイエン / koonaien	口腔溃疡 / コウチャンクイヤーン / kou qiang kui yang	구내염 / グネヨム / goo nae yeom

タイ語 Thai	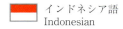 インドネシア語 Indonesian	ベトナム語 Vietnamese	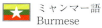 ミャンマー語 Burmese
เหงือกอักเสบ ヌアクアックセーブ nguek-auk-seb	gingivitis / radang gusi ギンギフィティス / ラダングシ ging-givitis / radang gusi	viêm nướu ビエン ニュー vien nuou	သွားဖုံးယောင်ခြင်း トワー フォン ヤウンチン Twar phone yaung chin
ปริทันต์อักเสบ パリタンアックセーブ pa-ri-tan-auk-seb	periodontitis ペリオドンティティス periyodontitis	viêm nha chu ビエン ニャ チュー vien nya chuu	သွားမြစ်ပန်းကျင်ယောင်ခြင်း トワー ミィエ ウオン チン ヤウンチン Twar myit won kyin yaung chin
ปริทันต์อักเสบเริ่มต้น パリタンアックセーブラエムトン pa-ri-tan-auk-seb-ruem-ton	periodontitis marjinal ペリオドンティティス マルジナル periyodontitis marjinal	viêm nha chu viền ビエン ニャ チュー ビエン vien nya chuu vien	marginal periodontitis
เนื้อเยื่อรอบรากฟันอักเสบ ナエユエローブラクファンアックセーブ nue-yue-rob-rak-fun-auk-seb	periodontitis apikal ペリオドンティティス アピカル periyodontitis apikal	viêm nha chu vùng chóp ビエン ニャ チュー ブン チョップ vien nya chuu vungu choppu	သွားမြစ်ထိပ်ယောင်ခြင်း トワー ミィエ テ ヤウンチン Twar myit htate yaung chin
เหงือกปกคลุมฟันอักเสบ ヌアクポックムファンアックセーブ nguek-pok-koom-fun-auk-seb	perikoronitis ペリコロニティス perikoronitis	viêm quanh thân răng/viêm lợi trùm ビエン クワン タン ラン・ビエン ロイ チュム vien quan than rangu / vien loi chum	pericoronitis
ปากอักเสบ パークアックセーブ pak-auk-seb	stomatitis, sariawan ストマティティス サリアワン stomatitis, sariyawan	viêm miệng ビエン ミエン vien miengu	ပါးစပ်ယောင်ခြင်း パー サッ ヤウンチン Par sat yaung chin

8 Dental Disease

英語 English	日本語 Japanese	中国語 Chinese	韓国語 Korean
166 cheilitis	口唇炎 kooshin'en	口唇炎 コウチュンイェン kou chun yan	구순염 グスゥンヨム goo soon yeom
167 glossitis	舌炎 zetsuen	舌炎 シェーイェン she yan	혀염(설염) ヒョヨム(ソルヨム) hyeo yeom (seol yeom)
168 impacted tooth	埋伏歯 maifukushi	智齿 ジーチー zhi chi	매복치 メボックチ mae bok chi
169 congenital anodontia	先天的欠如歯 sentensee ketsujoshi	先天性缺牙 シェンテンシーンチュエイヤー xian tian xing que ya	선천성 무치증 ソンチョンソン ムチチュン seon cheon seong moo ch jung
170 supernumerary tooth	過剰歯 kajooshi	额外牙 オウワイヤー e wai ya	과잉치 クァインチ gwa ing chi
171 fused teeth	癒合歯 yugooshi	融合牙 ローンホーアヤー rong he ya	유합치(아) ユハップチ(ア) yu hab chi (a)

タイ語 Thai	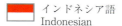 インドネシア語 Indonesian	ベトナム語 Vietnamese	 ミャンマー語 Burmese
ริมฝีปากอักเสบ リンフィーパークアックセーブ rim-phee-pak-auk-seb	**keilitis** ケイリティス keyi-litis	**viêm môi** ビエン モイ vien moi	နှုတ်ခမ်းယောင်ခြင်း ノッ カン ヤウンチン Hnote khan yaung chin
ลิ้นอักเสบ リンアックセーブ leen-auk-seb	**glositis** グロシティス glositis	**viêm lưỡi** ビエン ルイ vien luoi	လျှာယောင်ခြင်း シャー ヤウンチン Shar yaung chin
ฟันคุด ファンクッド fun-kood	**gigi impaksi** ギギ インパクシ gigi impaksi	**răng ngầm** ラン ガム rangu ngan	အံဆုံးနစ်မြုပ်ခြင်း アン ソ ニッ ミュ チン An sone nit myote chin
ภาวะไร้ฟันแต่กำเนิด パーワライファンタエカッムネアド pa-wa-rai-fun-tae-kum-nerd	**anodonsia kongenital** アノドンシア コンゲニタル anodonsiya kong-genital	**tật thiếu răng bẩm sinh** タッ テュー ラン バン シン tatto thieu rangu ban sin	မွေးရာပါသွားမပေါက်ခြင်း モエ ヤー パー トワー マ パウチン Mway yar par twar ma paut chin
ฟันเกิน ファンカエン fun-kuen	**gigi supernumerari** ギギ スーパーヌメラリ gigi supernu-mrari	**răng dư** ラン ドユー rangu du	အပိုသွား ア ポ トワ A po twar
ฟันเชื่อมติดกัน ファンチュアムティッドガン fun-chuem-tid-gun	**gigi fusi** ギギ フシ gigi fusi	**răng dính** ラン ジン rangu jin	ပူးနေသောသွား ブ ニィエ トー トワー Puu nay thaw twar

8 Dental Disease

English	Japanese	Chinese	Korean
172 conical tooth	栓状歯 / senjooshi	锥形牙 ジュウシン ヤー / zhui xing ya	원뿔이(왜소치) ウォンプルイ(ウェソッチ) / won ppul i (wae so chi)
173 attrition	咬耗症 / koomooshoo	磨耗 モーハウ / mo hao	마모, 교모증 マモ, キョモチュン / ma mo, gyo mo jung
174 abrasion	摩耗症 / mamooshoo	磨损 モースゥン / mo sun	마모, 찰과상 マモ, チャルグァサン / ma mo, chal gwa sang
175 erosion	酸蝕症 / sanshokushoo	酸蚀 スワンシー / suan shi	미란(靡爛), 침식증 ミラン, チムシックチュン / mi ran, chim sik jung
176 wedge-shaped defect	楔状欠損 / kusabijoo kesson	楔状缺损 シエジュワーンチュエスゥン / xie zhuang que sun	설상결손(쐐기결손) ソルサンキョルソン(ソェギルソン) / seol sang gyeol son(swae gteol son)
177 root resorption	歯根吸収 / shikonkyuushuu	牙根吸收 ヤーゲンシーシュウ / ya gen xi shou	치근흡수(치아뿌리흡수) チグンフプスゥ(チアプリブスゥ) / chi gun hub soo

66

🇹🇭 タイ語 Thai	🇮🇩 インドネシア語 Indonesian	🇻🇳 ベトナム語 Vietnamese	🇲🇲 ミャンマー語 Burmese
ฟันรูปหมุด ファンローブムッド fun-roob-mood	gigi konus ギギ コヌス gigi konus	răng hình chóp/ răng hình chêm ラン ヒン チョップ・ラン ヒン チェム rangu hin choppu/ rangu hin chemu	လုံးနေသောသွား ロー ニィエ トー トワー Lone nay thaw twar
การสึกเหตุบดเคี้ยว カーンスックヘッドボッドキョウ kan-suek-hed-bod-keaw	atrisi アトゥリシ at-risi	sự cọ mòn スー コー モン su ko mon	သွားသွားချင်းပွတ်တိုက်ခြင်း ကြောင့် သွားမျက်နှာပြင် ပြိုးတီးခြင်း トワー トワー チン ブッ タイ チン チャ トワー ミエッ ナー ピン ピョン ティ チン Twar twar chin put tait chin kyauk twar myat nar pyin pyone tee chin
การสึกเหตุขัดถู カーンスックヘッドカッドトゥー kan-suek-hed-kad-thoo	abrasi アブラシ ab-rasi	sự mài mòn スー マイ モン su mai mon	သွားတိုက်နည်းမှားယွင်းမှု ကြောင့် သွားမျက်နှာပြင် ပြိုးတီးခြင်း トワー タイ ニー マー ユイン မှု チャウ トワー ミエッ ナー ピン ピョン ティ チン Twar tite nee hmar ywin hmu kyauk twar myat nar pyin pyone tee chin
การกัดกร่อน カーンガッドクロン kan-gud-gron	erosi エロシ erosi	sự ăn mòn スー アン モン su an mon	အက်ဆစ်ဓါတ်ကြောင့် သွားမျက်နှာပြင်ပြိုးတီးခြင်း アシッド ダッ チャウ トワー ミエッ ナー ピン ピョン ティ チン Acid dat kyauk twar myat nar pyin pyone tee chin
รอยโรครูปร่างคล้ายลิ่ม ロイーロックローブランクライーリム roi-rok-roob-rang-klai-lim	absfraksi / defek berbentuk baji アブフラクシ / デファク ブ ルブントゥック バジ ab-fraksi / defek br-bn-tuk baji	khuyết cổ răng hình chêm フエッ コ ラン ヒン チェ ム kietto ko rangu hin kemu	wedge-shaped defect
การละลายตัวของรากฟัน カーンララライトーアーコンラークファン kan-la-lai-tua-kong-rak-fun	resorpsi akar レソプシ アカル resorp-si akar	tiêu chân răng ティウ チャン ラン tieu chan rangu	သွားအမြစ်ပြိုးတီးခြင်း トワー ア ミエッ ピョン ティ チン Twar a myit pyone tee chin

8 Dental Disease

英語 English	日本語 Japanese	中国語 Chinese	韓国語 Korean
178 **white lesion**	白色病変 hakushokubyoohen	白色病変 バイセービーンビエン bai se bing bian	백색병소 ベックセックビョンソ baek saek byeong so
179 **red lesion**	赤色病変 sekishokubyoohen	红色病変 ホーンセービーンビエン hong se bing bian	적색병소 チョックセックビョンソ jeok saek byeong so
180 **macule**	斑 han	斑 バン ban	반점(반) バンジョム(バン) ban jeom (ban)
181 **papule**	丘疹 kyuushin	丘疹 チュージェン qiu zhen	구진(솟음) グジン(ソッウム) goo jin (sot um)
182 **vesicle**	小胞 shoohoo	痘／水疱 ドウ／シュエパオ dou/shui pao	수포(잔물집) スゥポ(ジャンムルジップ) soo po (zan mul zib)
183 **soft tissue mass**	軟組織塊 nansoshikikai	软组织块 ルワンズゥジークワイ ruan zu zhi kuai	연조직(종)괴 ヨンジョジック(ジョン)コェ yeon jo jik (jong) goi

タイ語 Thai	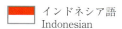 インドネシア語 Indonesian	 ベトナム語 Vietnamese	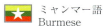 ミャンマー語 Burmese
รอยโรคสีขาว ロイーロックシーカウ roy-rok-si-kwao	lesi putih ルシ プティッヒ lesi putii	tổn thương màu trắng トン トゥン マオ チャン ton tuongu mau changu	အဖြူရောင်အနာကွက် ア ピュ ヤウン ア ナー クワッ A phyu yaung a nar kwet
รอยโรคสีแดง ロイーロックシーダエン roy-rok-si-deang	lesi merah ルシ メラ lesi meraa	tổn thương màu đỏ トン トゥン マオ ドー ton tuongu mau do	အနီရောင်အနာကွက် ア ニー ヤオ ア ナー クワッ A ni yaung a nar kwet
จุดราบ ジュッドラープ jud-rarb	makula マクラ makula	dát/vết ヤッ・ベッ datto/veto	အနီကွက် ア ニー クワッ A ni kwet
ผื่นนูน プーンヌーン puen-noon	papula パプラ papula	sẩn シャン san	အနီစက် ア ニー サッ A ni sat
ตุ่มน้ำ トゥムナム toom-nam	vesikel フェシカル vesikl	mụn nước モン ヌック mun nuokku	အရည်ကြည်ဖု ア イエ チ プ A yay kyi phu
ก้อนเนื้อเยื่ออ่อน コンヌエユエオン kon-nue-yue-oon	massa jaringan lunak マサ ジャリガン ルナッ masa jari-ngan lunak	khối mô mềm コイ モー メン koi mo men	အသားပျော့အစိုင်အခဲ ア ター ピョア サイ ア ケェ A thar pyaut a saing a khe

8 Dental Disease

	English	Japanese	Chinese	Korean
184	dysplasia	異形成 / ikeisee	发育异常 / fa yu yi chang	형성이상증(이형성) / hyeong seong I sang jung
185	abscess	膿瘍 / nooyoo	脓肿 / nong zhong	농양, 고름집 / nong yang, go rum jib
186	cyst	嚢胞 / noohoo	囊肿 / nang zhong	물혹, 낭종 / mool hok, nang jong
187	tumour/tumor	腫瘍 / shuyoo	肿瘤 / zhong liu	종양 / jong yang
188	malignant tumor	悪性腫瘍 / akuseeshuyoo	恶性肿瘤 / e xing zhong liu	악성종양 / ak seong jong yang
189	benign tumor	良性腫瘍 / ryooseeshuyoo	良性肿瘤 / liang xing zhong liu	양성종양 / yang seong jong yang

タイ語 Thai	インドネシア語 Indonesian	ベトナム語 Vietnamese	 ミャンマー語 Burmese
ภาวะเจริญผิดปกติ パーワジャルンピッドパカティ pa-wa-ja-rearn-pid-pa-ka-ti	**displasia** ディスプラシア displasiya	**loạn sản** ロアン サン loan san	ဆဲလ်ပုံပျက်ခြင်း セー ポン ピエ チン Cell pone pyat chin
ฝี, โพรงหนอง フィープローンノーン fhee, prong-nhong	**abses** アブセス abses	**áp xe** アップ セー appu see	ပြည်တည်နာ ピー テー ナー Pyi te nar
ถุงน้ำ トゥンナーム tung-nam	**kista** キスタ kista	**nang** ナン Nangu	အရည်အိတ် ア イエ エッ A yay aeit
เนื้องอก ニアオック nue-ngok	**tumor** トゥーモル tumor	**u, bướu** ウ・ブオー u, buou	အဖုအကျိတ် ア ブッ ア チェ A phu a kyate
มะเร็ง マレン ma-reng	**tumor malignan/ ganas** トゥーモル マリックナン / ガナス tumor malignan / ganas	**u ác tính** ウ アック ティン u akku thin	ကင်ဆာကျိတ် キャンサー チェ Cancer kyate
เนื้องอกชนิดไม่ร้ายแรง ニアオックシャニッドマイライレーン nue-ngok-sha-nid-mai-rai-reng	**tumor jinak** トゥーモル ジーナック tumor jinak	**u lành tính** ウ ラン ティン u lan tin	ကင်ဆာမဟုတ်သော အဖုအကျိတ် キャンサー モホート ア ブッ ア チェ Cancer ma hote thaw a phu a kyate

8 Dental Disease

English	Japanese	Chinese	Korean
190 oral squamous cell carcinoma	口腔扁平上皮癌 kookuuhenpeejoohigan	口腔鱗状細胞癌 コウチャンリンジュワンシーバオアイ kou qiang lin zhuang xi bao ai	구강편평세포암종 グガンピョンピョンセポアムョン goo gang pyeon pyeong se am jong
191 metastases	転移 ten'i	转移 ジュワンイー zhuan yi	전이 チョンイ jeon i
192 xerostomia	口腔乾燥症 kookuukansooshoo	口腔干燥症 コウチャンガンザオジェン kou qiang gan zao zheng	구강건조증 グガンコンジョチュン goo gang geon jo jung
193 chicken pox/ varicella	水疱瘡 mizuboosoo	水痘 シュイドウ shui dou	수두 スゥドゥ soo doo
194 measles/rubella	風疹 fuushin	麻疹 / 风疹 マージェン / フォーンジェン ma zhen/feng zhen	홍역(풍진) ホンヨック(プンジン) hong yeok (poong jin)
195 aphthous stomatitis	アフタ性口内炎 afutaseekoonaien	口疮性口炎 コウチュワンシーンコウイェン kou chuang xing kou yan	아프타구내염 アプタグネヨム a pu ta goo nae yeom

タイ語 Thai	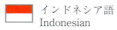 インドネシア語 Indonesian	ベトナム語 Vietnamese	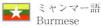 ミャンマー語 Burmese
ออรัลสแควมัสเซลล์คาซิโนมา オーラル　スクエマス　セル　カルチノーマ oral squamous cell carcinoma	karsinoma sel skuamosa oral カルシノマ　セル　スクワモサ　オラル karsinoma sel skuwamosa oral	ung thư tế bào vảy miệng オン　トゥー　テ　バオ　バイ　ミエン ung thuu te bao vai miengu	ခံတွင်းကင်ဆာ カン　クイン　カン　サー Kan twin kin sar
การแพร่กระจาย カーンプラエグラジャイ kan-prae-gra-jai	metastasis メタスタシス metas-tasis	di căn ジ　カン di kan	ရောဂါပျံ့နှံ့ခြင်း ヨー　ガー　ピエン　ナッチン Yaw gar pyant hnant chin
ภาวะปากแห้งเหตุน้ำลายน้อย パーワパークハエンヘッドナッムラィーノイー pa-wa-pak-heng-hed-nam-lai-noi	serostomia セロストミア serostomiya	chứng khô miệng チュン　コォー　ミエン chungu ko miengu	ပါးစပ်ခြောက်ခြင်း パー　サッ　チャウ　チン Par sat chaut chin
อีสุกอีใส イースックイーサイー ei-suk-ei-sai	cacar air チャチャル　アイル cacar ayir	bệnh thủy đậu ベン　トイ　ダウ ben thui dau	ရေကျောက်ရောဂါ イエー　ジャウ　ヨー　ガー Yay kyaut yaw gar
โรคหัด ロックハッド rok-hud	campak チャンパク campak	bệnh sởi ベン　ショイ ben shoi	ဝက်သက်ရောဂါ ワ　タッ　ヨー　ガー Wat that yaw gar
แผลร้อนใน プラエロンナイ plae-ron-nai	stomatitis aftosa ストマティティス　アフトサ stomatitis aftosa	áp tơ アップ　タ appu tu	ပါးစပ်အနာပေါက်ခြင်း パサッ　ア　ナー　バウチン Par sat a nar pouk chin

8 Dental Disease

English	Japanese	Chinese	Korean
196 cleft palate	口蓋裂 koogairetsu	腭裂 オーリエ e lie	구개열(입천장갈림증) グゲヨル(イップチョンジャンガルリムチュン) goo gae yeol(ib cheon jang rim jung)
197 cleft lip	口唇裂 kooshinretsu	唇裂 チュンリエ chun lie	구순열(입술갈림증) グスゥンヨル(イップスゥルガリムチュン) gae goo jang ae(Ib beol rim jang ae)
198 trismus	開口障害 kaikoo shoogai	开口障碍 カイコウジャンアイ kai kou zhang ai	개구장애(입벌림장애) ゲグジャンエ(イップボルリムジャンエ) gae goo jang ae(Ib beol rim jang ae)
199 bruxism/grinding	歯ぎしり hagishiri	磨牙症 モーヤージェン mo ya zheng	이갈이 イガリ i gal i
200 temporomandibular joint dysfunction (disorder)	顎関節症 gakukansetsushoo	颞下颌关节功能障碍（紊乱） ニエ シア ホー グワン ジエ ゴーン ヌオン ジャーン アイ(ウェンルァン) nie xia he guan jie gong neng zhang ai(wen luan)	측두하악관절기능장애 チュックトゥハアッククァンジョルギヌンジャンエ chuk doo ha ak gwan jeol gi nung jang ae
201 halitosis	口臭症 kooshuushoo	口臭 コウチョウ kou chou	구취, 입냄새 グチ, イップネンセ goo chui, ib naem sae

タイ語 Thai	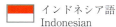 インドネシア語 Indonesian	 ベトナム語 Vietnamese	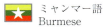 ミャンマー語 Burmese
เพดานโหว่ ペーダーンウォー pei-dan-whoo	celah palatum チェラッ パラトゥム che-laa palatum	khe hở hàm ếch/ khe hở vòm miệng ケー ホー ハム エック・ケー ホー ボン ミエン kee ho ham ekku/ ke ho von miengu	အာခေါင်ကွဲ アー ガウ クエ Ar khaung kwe
ปากแหว่ง パークウェン pak-wheng	celah bibir チェラッ ビビル che-laa bibir	sứt môi/ khe hở môi スット モイ・ケ ホー モイ suttu moi / ke ho moi	နှုတ်ခမ်းကွဲ ノッ カン クエ Hnote khan kwe
อวัยวะกล้ามเนื้อบดเคี้ยวเกร็ง アーカーンクラームヌアーボッドキョウクレン aa-kan-klam-nue-bod-keaw-kleng	trismus トゥリスムス trismus	khít hàm キット ハム kitto ham	မေးရိုးခိုင်ရောဂါ メイ ヨー カイ ヨー ガー Mayy yoe khaing yaw gar
การนอนกัดฟัน カーンノーンカッドファン kan-non-kad-fun	bruxism	chứng nghiến răng チュン ニエン ラン chungu ngien rangu	အံ့ကြိတ်ခြင်း アン ジェー チン An kyate chin
ความผิดปกติบริเวณขมับ-ขากรรไกร (ทีเอ็มดี) クワームピッドパカティバリウェンカマップカーガンガイ kwam-pid-pa-ka-ti-ba-ri-wen-ka-mab-ka-gun-gai (TMD)	kelainan sendi temporomandibula クライナン スンディ テンポロマンディブラ klai-nan sn-di temporomandibula	loạn năng khớp thái dương hàm ラオン ナン コップ タイ ドゥン ハム loan nangu koppu tai duongu hamu	မေးရိုးဆစ်ရောဂါ メイ ヨー シッ ヨー ガー Mayy yoe sit yaw gar
ลมหายใจเหม็น ロンハイジャイメン lom-hai-jai-mhen	halitosis / bau mulut ハリトシス / バウムルッ halitosis / bawu mulut	hôi miệng ホイ ミエン hoi miengu	ခံတွင်းအနံ့နံ့ခြင်း カン ツイン アナッ ナン チン Khan twin a nant nan chin

8 Dental Disease

English	Japanese	Chinese	Korean
202 malocclusion	不正咬合 / fusee koogoo	错牙合畸形 ツォーハージーシン / cuo he ji xing	부정교합 プジョンギョハップ / boo jeong gyo hab
203 prognathia	上顎前突 / joogaku zentotsu	上颌前突 シャンホーチェントゥ / shang he qian tu	상악전돌증(윗턱돌출증) サンアックチョンドルチュンイットックドルユルチュン / sang ak jeon dol jung(wit do chool jung)
204 progenia	下顎前突 / kagaku zentotsu	下颌前突 シャーオーチェントゥ / xia he qian tu	하악전돌증(아랫턱돌증) ハアックチョンドルチュン(アットックドルチュルチュン) / ha ak jeon dol jung(a raet do chool jung)
205 open bite	開咬 / kaikoo	开（牙合） カイホー / kai he	개교, 무교합 ゲキョ，ムキョハップ / gae gyo, moo gyo hab
206 deep overbite	過蓋咬合 / kagai koogoo	深覆（牙合） シェンフーホー / shen fu he	과도피개교합 グァドピゲキョハップ / gwa do pi gae gyo hab
207 cross bite	交叉咬合 / koosa koogoo	反牙合 ファンホー / fan he	교차교합 キョチャキョハップ / gyo cha gyo hab

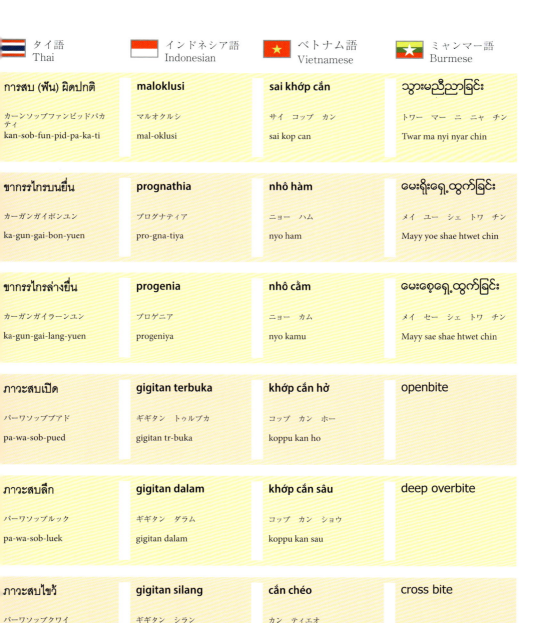

8 Dental Disease

英語 English	日本語 Japanese	中国語 Chinese	韓国語 Korean
208 **diastema**	正中離開 seechuu rikai	正中间隙 ジェンジョンジェンシー zheng zhong jian xi	(치과)정중이개 (チッカ)チョンチュンイゲ (chi kwa) jeong jung I ga

タイ語 Thai	インドネシア語 Indonesian	 ベトナム語 Vietnamese	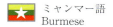 ミャンマー語 Burmese
ภาวะช่องฟัน(หน้าบน)ห่าง パーワチョンファンハーン pa-wa-chong-fun-hang	**diastema** ディアステマ diyastema	**hở kẽ răng** ホー　ケー　ラン ho ke rangu	သွားကျဲခြင်း トワー　チェー　チン Twar kyae chin

9 Pain

	English	Japanese	Chinese	Korean
209	pain	疼痛 tootsuu	疼痛 トゥオントーン teng tong	동통(통증) ドントン(トンチュン) dong tong(tong jung)
210	slight pain	軽い痛み karui itami	轻度疼痛 チンドゥトゥオントーン qing du teng tong	경미한 통증 キョンミハン トンチュン gyeong mi han tong jung
211	moderate (middle) pain	中等度の痛み chuutoodo no itami	中度疼痛 ジョンドゥトゥオントーン zhong du teng tong	중간정도의 통증 チュンガンジョンドウィ トンチュン jung gan jyeong do ui tong jung
212	severe (violent) pain	激しい痛み hageshii itami	重度疼痛 ジョンドゥトゥオントーン zhong du teng tong	심한 통증 シムハン トンチュン sim han tong jung
213	sharp pain	鋭い痛み surudoi itami	锐痛 ルイトーン rui tong	예리한 통증 イェリハン トンチュン ye ri han tong jung
214	dull pain	鈍い痛み nibui itami	钝痛 ドゥントーン dun tong	둔한 통증 トゥンハン トンチュン doon han tong jung

タイ語 Thai	インドネシア語 Indonesian	ベトナム語 Vietnamese	ミャンマー語 Burmese
อาการปวด アーカーンプアド aa-kan-puad	**nyeri** ニューリ ny-ri	**đau** ダウ dau	နာကျင်မှု ナー　チン　ムッ nar kyin hmu
ปวดเล็กน้อย プアドレックノイ puad-lek-noi	**nyeri ringan** ニューリ　リンガン ny-ri ri-ngan	**hơi đau/ đau nhẹ** ホイ　ダウ・ダウ　ニャ hoi dau/dau nye	အနည်းငယ်နာကျင်မှု アネーゲ　ゲ　ナー　チン　ムッ a nae nge nar kyin hmu
ปวดปานกลาง プアドパーンクラーン puad-pan-klang	**nyeri sedang** ニューリ　スダン ny-ri sdang	**đau vừa** ダウ　ブオア dau vuua	အတော်အသင့်နာကျင်မှု アトー　アティ　ナー　チン　ムッ a taw a thint nar kyin hmu
ปวดรุนแรง プアドルーンレーン puad-roon-reng	**nyeri berat** ニューリ　ブラッ ny-ri brat	**đau nhiều/ đau dữ dội** ダウ　ニュ・ダウ　ユ　ヨイ dau nieu/dau duu doi	အပြင်းအထန်နာကျင်မှု アピン　アタン　ナー　チン　ムッ a pyin a htan nar kyin hmu
ปวดคล้ายเข็มแทง ปวดจี๊ดๆ プアドジッドジッド puad-jid-jid	**nyeri tajam** ニューリ　タージャム ny-ri tajam	**đau nhói** ダウ　ニョイ dau nyoi	စူးရှနာခြင်း スー　ユエッ　ナー　チェン su ywe nar chin
ปวดมึนๆ ตื้อๆ プアドトゥートゥー puad-tue-tue	**nyeri tumpul** ニューリ　トゥンプル ny-ri tumpul	**đau âm ỉ** ダウ　アム　イ dau amu i	ထိုးရှနာခြင်း トー　ユエッ　ナー　チェン htoe ywe nar chin

9 Pain

English	Japanese	Chinese	Korean
215 acute pain	急激な痛み kyuugekina itami	急性疼痛 ジーシーントゥオントーン ji xing te tong	급성 동통(통증) クプソン　ドントン(トンチュン) gub seong dong tong(tong jung)
216 throbbing (pulsating) pain	拍動痛 hakudootsuu	搏动性疼痛 ボウドンシーントゥオントーン bo dong xing teng tong	박동성 통증 バックドンソン　トンチュン bak dong seong tong jung
217 spontaneous pain	自発痛 jihatsutsuu	自发痛 ズーファートーン zi fa tong	자발통증 ジャバルトンチュン ja bal tong jung
218 continuous pain	持続痛 jizokutsuu	持续痛 チーシュイトーン chi xu tong	지속적통증(지속통) ジソックジョックトンチュン(ジソックトン) ji sok jeok tong jung(ji sok tong)
219 intermittent pain	間歇痛 kanketsutsuu	间歇痛 ジェンシェートーン jian xie tong	간헐적 통증 カンホルジョック　トンチュン gan heol jeok tong jung
220 cold water pain	冷水痛 reesuitsuu	冷水痛 ルオンシュイトーン leng shui tong	냉수에 의한 통증, 시림 ネンスゥエ　ウィハン　トンチュン，シリム naeng soo e ui han tong, si rim

タイ語 Thai	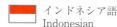 インドネシア語 Indonesian	ベトナム語 Vietnamese	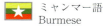 ミャンマー語 Burmese
ปวดเฉียบพลัน プアドチェップラン puad-cheb-plan	**nyeri akut / tiba-tiba** ニューリ アークッ / ティバ ティバ ny-ri akut/ tiba-tiba	**đau cấp tính** ダウ カップ ティン dau cappu tin	ရုတ်တရက်ပြင်းပြင်းထန်ထန်နာခြင်း ユッ タ イエ ピン ピン タン タン ナー チェン yote ta yat pyin pyin htan htan nar chin
ปวดตุบๆ プアドトッブトッブ puad-toob-toob	**nyeri berdenyut** ニューリ ブルデニュッ ny-ri brde-nyut	**đau kiểu mạch đập** ダウ キュー マック ダップ dau kieu makku dappu	တဆစ်ဆစ်ထိုး၍နာခြင်း タ シッ シッ トー ユエッ ナー チェン ta sit sit htoe ywe nar chin
ปวดขึ้นเองโดยไม่มีสิ่งกระตุ้น プアドクンエンドイマイミーシンクラトン puad-kuen-eng-doy-mai-mee-sing-kra-toon	**nyeri spontan** ニューリ スポンタン ny-ri spon-tan	**đau tự phát** ダウ トゥー ファッ dau thuu fatto	အလိုအလျောက်နာခြင်း アロー ア ヒリャ ナー チェン a lo a hlayaut nar chin
ปวดตลอดเวลา プアドタロッドウェラー puad-ta-lod-way-la	**nyeri kontinu** ニューリ コンティニュ ny-ri kon-tinu	**đau liên tục** ダウ リン トック dau lien tuukku	အဆက်မပြတ်နာခြင်း アサッ マ ピェ ナー チェン a sat ma pyat nar chin
ปวดแบบเป็นๆ หายๆ プアドベッポペンペンハーイハーイ puad-beb-pen-pen-hai-hai	**nyeri intermiten / hilang-timbul** ニューリ イントゥルミトゥン / ヒランティンブル ny-ri intr-mitn / hilang-timbul	**đau từng cơn** ダウ トゥン カン dau tuungu kon	ပြတ်တောင်းပြတ်တောင်းနာခြင်း ピャ タン ピャ タン ナー チェン pyat taung pyat taung nar chin
ปวดเมื่อดื่มน้ำเย็น プアドムアドゥームナッムエン puad-mue-duem-num-yen	**nyeri terhadap air dingin** ニューリ トゥルハダッ アーイル ディンギン ny-ri trhadap ayir di-ngin	**đau do nước lạnh** ダウ ヤー ニュック ラン dau do nuokku lain	cold water pain

9 Pain

	英語 English	日本語 Japanese	中国語 Chinese	韓国語 Korean
221	biting (occlusal) pain	咬合痛 koogootsuu	咬合痛 ヤオホートン yao he tong	교합통증(맞물림통증) ギョハップトンチュン(マムリムトンチュン) gyo hap tong jung(mat mu rim tong jung)
222	pain in bed/night pain	夜間痛 yakantsuu	夜间痛 イェジェントン ye jian tong	야간통증 ヤガントンチュン ya gan tong jung
223	oppressive pain	圧痛 attsuu	压痛 ヤートーン ya tong	압박통증 アッパックトンチュン ab bak tong jung
224	percussion pain	打診痛 dashintsuu	叩诊痛 コウジェントーン kou zhen tong	타진통증 タジントンチュン ta jin tong jung
225	postoperative pain	術後痛 jutsugotsuu	术后痛 シューホウトーン shu hou tong	술후 동통 スルフ ドントン sul hoo dong tong
226	referred pain	関連痛 kanrentsuu	牵涉性痛 チェンシェーシーントーン qian she xing tong	연관통증 ヨングァントンチュン yeon gwan tong jung

タイ語 Thai	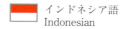 インドネシア語 Indonesian	ベトナム語 Vietnamese	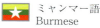 ミャンマー語 Burmese
ปวดเมื่อเคี้ยว プアドムアキョウ puad-mue-keaw	nyeri saat menggigit ニューリ サアッ ムンギギッ ny-ri sa-at meng-gigit	đau khi nhai ダウ キ ニャイ dau kii nyai	ကိုက်ဝါးသောအခါ နာကျင်ခြင်း カイ ワート アカー ナーチン チェン kaik war thaw a khar nar kyin chin
ปวดตอนกลางคืน プアドトンクラーンクン puad-tawn-klang-kuen	nyeri saat berbaring ニューリ サアッ ブルバリン ny-ri sa-at brbaring	đau về đêm ダウ ベ デン dau ve den	ညဘက်၌နာခြင်း ニャー バ ナイ ナー チェン nya bat hnite nar chin
ปวดเมื่อกด プアドムアコッド puad-mue-kod	nyeri terhadap tekanan ニューリ トゥルハダッ トゥカナン ny-ri trhadap tka-nan	ấn bị đau アン ビ ダウ an bi dau	oppressive pain
ปวดเมื่อเคาะ プアドムエコ puad-mue-koh	nyeri terhadap perkusi ニューリ トゥルハダッ ブルクシ ny-ri trhadap pr-kusi	gõ bị đau ゴオ ビー ダウ go bii dau	ခေါက်၍နာခြင်း カウ ユイ ナー チェン khaut ywe nar chin
ปวดหลังการรักษา プアドランカーンラックサー puad-lung-kan-ruk-sa	nyeri paska tindakan ニューリ パスカ ティンダカン ny-ri paska tin-da-kan	đau sau phẫu thuật ダウ シャオ ファウ トゥッ dau sau fau thuatto	ခွဲစိတ်အပြီးနာခြင်း クエ セッ アビー ナーチェン kwe sait a pii nar chin
ปวดร้าว プアドラウー puad-rao	nyeri alih ニューリ アーリッヒ ny-ri alii	đau do chuyển vị trí ダウ ヤー チュエン ビーチュリ dau do chuien vi churii	တခြားနေရာ၌နာခြင်း タチャー ニー ヤー ナイナー チェン ta char nay yar hnite nar chin

10 Dental Instrument

英語 English	日本語 Japanese	中国語 Chinese	韓国語 Korean
227 dental instrument	歯科用器具 shikayookigu	牙科用器械 ヤーコーヨンチーシェー ya ke yong qi xie	치과용기구 チッカヨンギグ chi kwa yong gi gu
228 rubber/latex gloves	ゴム手袋 gomutebukuro	橡皮手套 シャンピーショウタオ xiang pi shou tao	고무장갑(라텍스) コムジャンガップ(ラテックス) go mu jang gab(latex)
229 face mask	フェイスマスク feisumasuku	口罩 コウジャオ kou zhao	페이스마스크 ペイスマスク face mask
230 dentist coat	白衣 hakui	白大褂 バイダーグゥア bai da gua	가운 カウン ga un
231 mouth mirror	口腔内ミラー kookuunaimiraa	口镜 コウジーン kou jing	치아거울(치경) チアゴウル(チキョン) chi a geo ul(chi gyeong)
232 explorer	探針 tansin	探针 タンジェン tan zhen	탐침 タムチム tam chim

タイ語 Thai	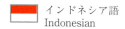 インドネシア語 Indonesian	ベトナム語 Vietnamese	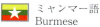 ミャンマー語 Burmese
อุปกรณ์ทันตกรรม ウッパコンタンタカッム oup-pa-kon-tan-ta-kam	**instrumen kedokteran gigi** インストゥルメン クドットラン ギギ ins-tru-men kdok-tran gigi	**dụng cụ nha khoa** ユン クー ニャー ホア zung ku nya hoa	သွားဘက်ဆိုင်ရာပစ္စည်းများ トワー ベー サイ ヤー ビッ シー ミャー twar bar saing yar pyit see myar
ถุงมือ トゥンムー toong-mue	**sarung tangan karet/ lateks** サルン タンガン カレッ/ラテックス sarung ta-ngan karet / latex	**găng tay** ガン タイ gangu tai	ရာဘာလက်အိတ် ラ バー ラッ エッ ra bar lat aeit
หน้ากาก ナーガーク nar-gak	**masker wajah** マスクル ワジャ mas-kr wajaa	**khẩu trang** カウ チャン kau changu	မျက်နှာဖုံး ミャ ナー ホン myat nar phone
เสื้อกาวน์ スアーガウー sue-gawn	**jas dokter gigi** ジャス ドクター ギギ jas doktr gigi	**áo blouse** アオ ブルース ao blouse	သွားဆရာဝန်ကုတ် トワー セイヤー ウオン コッ twar sayar won koat
กระจกส่องในปาก グラジョックソンナイパーク gra-jok-song-nai-pak	**kaca mulut** カチャ ムルッ kaca mulut	**gương nha khoa** グオン ニャ ホア zuong nya hoa	ခံတွင်းကြည့်မှန် カン ツイン チ マン kan twin kyi hman
เอกซ์พลอเรอร์ エクスプローラ explorer	**sonde** ソンデ son-d	**cây thăm dò** ケイ タム ヨー cai tam do	**explorer**

10 Dental Instrument

English	Japanese	Chinese	Korean
233 cotton plier/tweezer	ピンセット / pinsetto	镊子 / ニエズー / nie zi	핀셋 / ピンセッ / pin set
234 cotton roll	ロールワッテ / rooruwatte	棉卷 / ミエン ジュアン / mian juan	코튼롤 / コットンロール / co ton roru
235 excavator	鋭匙 / グァーシー / eehi	刮匙 / グァーシー / gua shi	천공기 / チョンゴンギ / cheon gong gi
236 periodontal probe	ポケット探針 / pokettotanshin	牙周探針 / ヤージョウタンジェン / ya zhou tan zhen	(치주)탐침 / (チジュ)タムチム / (chi jyu)tam chim
237 spatula	スパチュラ / supachura	压舌板 / ヤーシェーバン / ya she ban	주걱, 스파출라 / ジュゴック, スパチュラ / joo geok, sue pa chuel la
238 tooth extracting forceps	抜歯鉗子 / bassikanshi	拔牙钳 / バーヤーチェン / ba ya qian	발치겸자 / バルチギョムジャ / bal chi gyeom ja

🇹🇭 タイ語 Thai	🇮🇩 インドネシア語 Indonesian	🇻🇳 ベトナム語 Vietnamese	🇲🇲 ミャンマー語 Burmese
คีมจับ キームジャブ keem-jub	pinset ピンセット pinset	kẹp gòn ケップ ゴン keppu gon	ဇာဂနာ ザー ガ ナー zar ga nar
สำลีม้วน サツムリームアン sum-lee-muan	kapas gulung カパス グルン kapas gulung	gòn cuộn ゴン クオン gon kuon	ဂွမ်းလုံး グオン ロン gun lone
ช้อนขูดโพรงผุ チョンコウドプローンプ chown-kood-prong-pu	ekskavator エスクファトル exkavator	cây nạo カイ ナオ kai nao	excavator
เครื่องมือตรวจปริทันต์/โพรบ クレアンムアトアッジパリタン/プローブ kreang-mue-truad-pa-ri-tan/probe	periodontal probe	cây thăm dò túi nha chu カイ タム ヨー トウイ ニャ チュー kai tam do tui nya chuu	periodontal probe
พาย(กวน, เกลี่ย, ตัก) スパトゥラ spatula	spatula スパトゥラ spatula	cái bay / cây đánh カイ バイン・カイ ダン kai bai / kai dain	ဖျော်တံ ピョー タン phyaw tan
คีมถอนฟัน キームトンファン keem-torn-fun	tang eksodosia タン エクソドンシア tang exo-donsiya	kềm nhổ răng ケム ニョ ラン kemu nyo rangu	သွားနုတ်ပလာယာ トワ ノッ パ ラー ヤー twar hnote pa lar yar

11 Dental Treatment

英語 English	日本語 Japanese	中國語 Chinese	韓国語 Korean
239 dental treatment	歯科治療 shika chiryoo	牙科治疗 ヤーコージーリャオ ya ke zhi liao	치과치료 チッカチリョ chi kwa chi ryo
240 permanent restoration	永久充填 eekyuu juuten	永久修复 ヨンジョウシウフー yong jiu xiu fu	영구충전 ヨングチュンジョン yeong goo choong jeon
241 temporary restoration	暫間充填 zankan juuten	临时修复 リンシーシュウフー lin shi xiu fu	임시(일시)충전 イムシ(イルシ)チュンジョン im si (il si) choong jeon
242 resin restoration	レジン充填 rejin juuten	树脂充填 シュウジーチョンテン shu zhi chong tian	레진충전 レジンチュンジョン re jin choong jeon
243 amalgam restoration	アマルガム充填 amarugamu juuten	银汞合金充填 インゴーンホージンチョンテン yin gong he jin chong tian	아말감충전 アマルガムチュンジョン a mal gam choong jeon
244 restoration	充填/修復物 juuten/shuufukubutsu	充填 / 充填体 チョンテン / チョンテンティ chong tian/chong tian ti	충전물/수복물 チュンジョンムル / スウボックムル choong jeon mool/ soo bok mool

タイ語 Thai	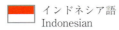 インドネシア語 Indonesian	ベトナム語 Vietnamese	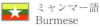 ミャンマー語 Burmese
การรักษาทางทันตกรรม カーンラックサーターンタンタカッム kan-ruk-sa-tang-tan-ta-kum	perawatan gigi プラワタン ギギ pra-watan gigi	điều trị nha khoa ドゥー チィ ニャ ホア dieu chii nya hoa	သွားဘက်ဆိုင်ရာကုသမှု トワ バ サイ ヤー ク タ ム twar bat saing yar ku tha hmu
อุดฟันถาวร ウッドファンターウォン oud-fun-tha-won	tumpatan permanen / tetap トゥンパタン プルマネン / トゥタッ tumpatan permanen / t-tap	trám vĩnh viễn チャム ビン ビエン chamu vin vien	အပြီးသွားဖာခြင်း アピー トワー パー チン a pee twar phar chin
อุดฟันชั่วคราว ウッドファンチュアクラウー oud-fun-chua-klown	tumpatan sementara トゥンパタン スムンタラ tumpatan smn-tara	trám tạm チャム タム chamu tamu	ယာယီသွားဖာခြင်း ヤー ヤィー トワ パー チン yar yi twar phar chin
อุดฟันเรซิน ウッドファンレーシン oud-fun-re-sin	tumpatan resin トゥンパタン ルシン tumpatan resin	trám resin チャム レジン chamu resin	Resin ဖြင့်သွားဖာခြင်း レジン ピン トワー パー チン resin phyit twar phar chin
อุดฟันอะมัลกัม ウッドファンアマルガム oud-fun-a-mal-gam	tumpatan amalgam トゥンパタン アマルガム tumpatan amalgam	trám amalgam チャム アマルガム chamu amarugamu	Amalgam ဖြင့်သွားဖာခြင်း アマルガム ピン トワー パー チン amalgam phyit twar phar chin
การบูรณะ カーンブラナ kan-bu-ra-na	restorasi レストラシ restorasi	sự phục hồi シュー フック ホイ suu phuc hoi	သွားဖာခြင်း トワー パー チン twar phar chin

11 Dental Treatment

英語 English	日本語 Japanese	中国語 Chinese	韓国語 Korean
245 GIC (glass ionomer cement)	グラスアイオノマーセメント gurasuaionomaasemento	玻璃离子水门汀 ボーリーリーズショイモンティン bo li li zi shui men ting	글래스 아이오노머 시멘트 グラスアイオノマシメントゥ guel rae su a i o no meo si men tu
246 mercury	水銀 suigin	汞 ゴーン gong	수은 スゥウン soo un
247 tooth whitening	ホワイトニング howaitoningu	牙齿美白 ヤーチーメイバイ ya chi mei bai	미백 ミベク mi baek
248 inlay	インレー inree	嵌体 チェンティー qian ti	인레이 インレイ in re i
249 cast crown	鋳造冠 chuuzookan	铸造冠 ジュウザオグァン zhu zao guan	주조(금속)관 チュジョ(グムソック)クァン joo jo (gum sok) gwan
250 fixed bridge	ブリッジ burijji	固定桥 グウディンチャオ gu ding qiao	브릿지 ブリッジ bu rit ji

タイ語 Thai	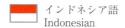 インドネシア語 Indonesian	ベトナム語 Vietnamese	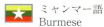 ミャンマー語 Burmese
จีไอซีเมนต์ ジアイシメン gI cement	semen ionomer silika スメン　イオノメル　シリカ se-men iyonomer silika	GIC ジーアイーシー jii ai sii	GIC
ปรอท パロット pa-rot	mercury	thủy ngân トウイ　ニャン thui nyan	mercury
การฟอกฟันขาว カーンフォックファンカウ kan-fok-fun-kwoa	pemutihan gigi プムティハン　ギギ pmu-tihan gigi	tẩy trắng răng タイ　チャン　ラン tay changu rangu	သွားဖြူအောင်လုပ်ခြင်း トワー　ピュー　アウ　ロ　チ　ン twar phyu aung lote chin
อินเลย์ インレー in-lay	inlay インレイ in-lei	inlay インレイ in-lei	inlay
ครอบฟันชนิดเหวี่ยงโลหะ クロブファンローハ krob-fun-lol-ha	mahkota tuang/cor マッコタ　トゥワン　/　チョル maakota tuwang / chor	mão đúc マオ　ドゥック mao dukku	သတ္တုသွားတု タ　トウ　トワー　トウ that tu twar tu
สะพานฟันถาวร サパーンファンターウォン sa-pan-fun-tha-won	gigi tiruan jembatan ギギ　ティルアン　ジャンバタン gigi tiruwan jm-batan	cầu răng カウ　ラン kau rangu	သွားအသေစိုက်ခြင်း トワー　ア　テー　サイ　チン twar a thay sait chin

11 Dental Treatment

	英語 English	日本語 Japanese	中国語 Chinese	韓国語 Korean
251	partial denture	部分床義歯 bubun shoogishi	局部义齿 ジュイブゥイーチー ju bu yi chi	부분의치, 부분틀니 ブブンウィチ, ブブントゥルニ boo boon ui chi, boo boon ni
252	full denture	全部床義歯 zenbu shoogishi	全口义齿 チュワンコウイーチー quan kou yi chi	총의치 チョンウィチ chong ui chi
253	implant	インプラント inpuranto	种植体 ジョーンジーティー zhong zhi ti	임플란트 イムプラントゥ im pul ran tu
254	cavity preparation	窩洞形成 kadoo keesee	窝洞形成 ウォードンシーンチェン wo dong xing cheng	와동형성 ワドンヒョンソン wa dong hyeon seong
255	impression taking	印象採得 inshoo saitoku	取模 チウモウ qu mo	인상채득(법) インサンチェトゥック(ポブ) in sang chae duk (beob)
256	bite taking	咬合採得 koogoo saitoku	咬合记录 ヤオホウジールゥ yao he ji lu	교합채득(법) キョハップチェトゥック(ポブ) gyo hab chae duk (beob)

タイ語 Thai	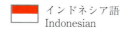 インドネシア語 Indonesian	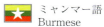 ベトナム語 Vietnamese	ミャンマー語 Burmese
ฟันเทียมบางส่วน ファンティアムバーンスアン fun-teum-bang-suan	gigi tiruan sebagian ギギ ティルアン スバギアン gigi tiruwan sba-giyan	phục hình bán hàm フック ヒン バン ハム fukku hin ban hamu	တပိုင်းအံကပ် タパイ アンカッ ta paing an kat
ฟันเทียมทั้งปาก ファンティアムタンパーク fun-teum-tung-pak	gigi tiruan penuh ギギ ティルアン プヌ gigi tiruan p-nuu	phục hình toàn hàm フック ヒン トアン ハム fukku hin toan hamu	အပြည့်အံကပ် アピエ アンカッ a pyae an kat
รากฟันเทียม ラークファンティアム rak-fun-teum	implan gigi インプラン ギギ im-plan gigi	Implant インプラン Inpranto	သွားဖုံးရိုးတိုင်စိုက်ကုသခြင်း トワー フォン ヨー タイ サイク タ チン twar phone yoe tine sait ku tha chin
การเตรียมโพรง(ฟัน) カーントリャムプロンファン kan-treum-plong-fun	preparasi kavitas プレパラシ カフィタス preparasi kavitas	sửa soạn xoang trám ス ソアン ソアン チャム sua soan shoangy chamu	သွားအပေါက်ဖောက်ခြင်း トワー ア パウ パウ チン twar a pouk phaut chin
พิมพ์ปาก ピムパーク pim-pak	pencetakan gigi プンチェタカン ギギ pn-ceta-kan gigi	lấy dấu レイ ヨー lai dau	ပုံယူခြင်း ポン ユー チン pone yu chin
บันทึกรอยกัด バントゥックロイガッド bun-tuek-roi-gad	pembuatan catatan gigit プンブワタン チャタタン ギギッ pm-bua-tan catatan gigit	lấy dấu cắn レイ ヨー カン lai dau can	Bite ယူခြင်း バイ ユー チン bite yu chin

11 Dental Treatment

English	Japanese	Chinese	Korean
257 abutment tooth	支台歯 シダイシ shidaishi	基牙 ジーヤー ji ya	지대치, 가공의치 チデチ, カゴンウィチ ji dae chi, ga gong ui chi
258 gum retraction (displacement)	歯肉圧排 シニクアッパイ shiniku appai	排龈 パイイン pai yin	치은압배, 치은퇴축 チウンアッペ, チウントェチョック chi un ab bae, chi un toi chook
259 repairing	修理 シュウリ shuuri	修复 シュウフー xiu fu	수리 スゥリ soo ri
260 trial application	試適 シテキ shiteki	试戴 シーダイ shi dai	시험적용 シホムチョックヨン si heom jeok yong
261 polishing	研磨 ケンマ kenma	抛光 パオグァン pao guang	연마 ヨンマ yeon ma
262 setting	装着 ソウチャク soochaku	戴牙 ダイヤー dai ya	장착 チャンチャック jang chak

タイ語 Thai	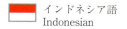 インドネシア語 Indonesian	 ベトナム語 Vietnamese	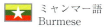 ミャンマー語 Burmese
(ฟัน)หลักยึด ラックユッド luk-yeud	gigi penjangkaran ギギ　プンジャンカラン gigi pn-jang-karan	răng trụ ラン　チュー rangu chu	တွဲသွား トエ　トワー twe twar
แยกเหงือก イェックヌアク yek-nguek	retraksi gingiva レトラクシ　ギンギファ ret-raksi gingiva	tách nướu タック　ニュー takku nuou	သွားဖုံးသားနိမ့်ဆင်းခြင်း トワー　ホン　ター　ネイ　シン　チン twar phone thar nate sin chin
ซ่อมแซม ソムサーム som-sam	perbaikan プルバイカン pr-bayi-kan	sửa chữa シュア　チュア sua chua	ပြန်ပြင်ခြင်း ピャン　ピン　チン pyan pyin chin
ลองขึ้นงาน ローンチンアーン long-chin-ngan	Percobaan gigi tiruan プルチョバアン　ギギ　ティルアン pr-coba-an gigi tiruwan	ứng dụng thử nghiệm ウン　デュン　トウ　ニエン uungu dungu thuu nyiemu	အစမ်းတပ်ဆင်ခြင်း アサン　タ　シン　チン a san tat sin chin
ขัดเงา カッドアオ kad-ngoa	pemolesan プモレサン p-mole-san	đánh bóng ダン　ボン dain bongu	အချောသတ်ခြင်း ア　チョー　タ　チン a chaw that chin
การใส่ขึ้นงาน カーンサイチンアーン kan-sai-chin-ngan	setting	sự đông cứng シュー　ドン　クン su dongu kungu	သွားစီခြင်း トワー　シー　チン twar si chin

11 Dental Treatment

English	Japanese	Chinese	Korean
263 cementation/cementing	セメント合着 / semento goochaku	粘接 / ニエンジェー / nian jie	(시멘트)접합 / (シメントゥ)チョップハップ / (si men tu) jeob hab
264 articulating paper	咬合紙 / koogooshi	咬合纸 / ヤオホウジー / yao he zhi	교합지 / ギョハップチ / gyo hab ji
265 occlusal adjustment (equilibration)	咬合調整 / koogoo choosee	咬合调整 / ヤオホウティアオジェン / yao he tiao zheng	교합조정 / ギョハップチョジョン / gyo hab jo jeong
266 dental plaque	歯垢 / shikoo	牙菌斑 / ヤージュンバン / ya jun ban	치태, 플라크 / チテ, プラク / chi tae, plaque
267 tooth brushing instruction (TBI)	ブラッシング指導 / burasshingu shidoo	刷牙指导 / シュアヤージーダオ / shua ya zhi dao	이닦기교육 / イダッキギョユック / i dakk gi gyo yuk
268 dentifrice	歯磨剤 / shimazai	牙膏 / ヤーガオ / ya gao	치약, 세치제 / チヤック, セチジェ / chi yak, se chi je

タイ語 Thai	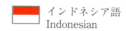 インドネシア語 Indonesian	 ベトナム語 Vietnamese	ミャンマー語 Burmese
การยึดด้วยซีเมนต์ カーンユッドドゥアイシメン kan-yued-duay-ce-ment	sementasi スメンタシ sementasi	gắn bằng xi măng ガン バン シ マン gan bangu si mangu	ကော်ကပ်ခြင်း コー カッ チン kaw kat chin
แถบกระดาษหาหรอยสบฟัน テープクラダードハーロイソッブファン theb-kra-dard-ha-roi-sob-fun	articulating paper	giấy cắn ヤイ カン jiai can	articulating paper
แก้สบ การทำให้สมดุล ガエーソッブ gae-sob	occlusal adjustment	chỉnh khớp cắn チン コップ カン chin koppu kan	စားဝါးသော မျက်နာပြင်ညှိခြင်း サー ワー トー ミャ ナー ピエン ニッ チン sar war thaw myat nar pyin nyi chin
คราบจุลินทรีย์ クラーブジュリンシー krab-ju-lin-see	plak gigi ブラッ ギギ plak gigi	mảng bám răng マン バン ラン mangu bamu rangu	သွားချေးလွှာ トワ チェイ ロア twar chay lwar
การสอนอนามัยช่องปาก カーンソンアナーマイチョンパーク kan-son-a-na-mai-chong-pak	instruksi menyikat gigi インストゥルクシ ムニカッ ギギ ins-truk-si m-nyikat gigi	hướng dẫn chải răng フオン ヤン チャイ ラン fuongu dan chai rangu	သွားတိုက်နည်း トワ タイ ニー twar tite nee
ยาสีฟัน ヤーシファン yaa-si-fun	pasta gigi パスタ ギギ pasta gigi	kem đánh răng ケム ダン ラン kem dan rangu	သွားတိုက်ဆေး トワ タイ シ twar tite say

11 Dental Treatment

英語 English	日本語 Japanese	中国語 Chinese	韓国語 Korean
269 scaling	歯石除去 shiseki jokyo	洁治 ジェージー jie zhi	스케일링 スケイリン scaling
270 permanent fixation	永久固定 eekyuu kotee	永久固定 ヨンジョウグーディン yong jiu gu ding	영구고정 ヨングコジョン yeong goo go jeong
271 topical application of fluoride	フッ化物歯面塗布 fukkabutsu shimen tofu	局部涂氟 ジュウブトゥフー ju bu tu fu	불소표면도포 ブルソピョミョンドポ bul so pyo myun do po
272 gingivectomy	歯肉切除術 shiniku setsujojutsu	牙龈切除术 ヤーインチェーチュウシュウ ya yin qie chu shu	잇몸절제술, 치은 절제술 イッモムチョルチェスル、チウンチョルチェスル it mom jeol je sool, chi un jeol je sool
273 flap operation	歯肉剥離搔爬術 shiniku hakuri soohajutsu	牙周翻瓣术 ヤージョウファンバンシュウ ya zhou fan ban shu	피판성형술 ピパンソンヒョンスル pi pan seong hyeong sool
274 osteoplasty	歯槽骨整形術 shisookotsu seekeejutsu	牙槽骨成形术 ヤーツァオグーチェンシーンシュウ ya cao gu cheng xing shu	치조골성형술 チジョコルソンヒョンスル chi jo gol seong hyeong so

タイ語 Thai	インドネシア語 Indonesian	ベトナム語 Vietnamese	ミャンマー語 Burmese
การขูดหินน้ำลาย カーンクードヒンナッムライー kan-kood-hin-nam-lai	skeling スケリング skeling	cạo vôi răng カオ ボイ ラン kao voi rangu	ကျောက်ခြစ်ခြင်း チャウ チッ シン kyauk chit chin
การยึดถาวร カーンユッドターウォン kan-yeud-tha-won	fiksasi tetap/ permanen フィクサシ トゥタッ / ペルマネン fik-sasi t-tap / pr-manen	gắn vĩnh viễn ガン ビン ビエン gan vin vien	permanent fixation
การให้ฟลูออไรด์เฉพาะจุด カーンハイフルオライーシャポジュッド kan-hai-fluoride-sha-poh-jud	aplikasi fluoride topikal アプリカシ フロライド トピカル aplikasi fluoride topikal	đặt fluor tại chỗ ダッ フルヨー タイ チョー datto fruoru tai cho	Fluoride သုတ်ခြင်း フルオライド ト チン fluoride thote chin
การตกแต่งเหงือก カーントックテンヌアク kan-tok-teng-nguek	gingivektomi ギンギフェクトミ ging-givektomi	cắt nướu カッ ニョー katto nuou	သွားဖုံးလှီးဖြတ်ခြင်း トワー フォン リー ピャ チン twar phone hlee phyat chin
ผ่าตัดแผ่นเนื้อเยื่อ, แผ่นเหงือก パータッドペアンヌエウア pha-tud-pean-nue-yue	operasi / tindakan flap オプラシ / ティンダカン フラップ oprasi / tindakan flep	phẫu thuật lật vạt ファオ トット ラット バット fau thuatto ratto vatto	သွားဖုံးသား လှန်ခြင်း トワー フォン ター ラン チン twar phone thar hlan chin
ศัลยกรรมตกแต่งกระดูก サンヤカッムトックテンクラドーク sun-ya-kam-tok-teng-kra-dook	osteoplasti オステオプラスティ osteyoplasti	tạo hình xương タオ ヒン スオン tao hin suongu	အရိုးပြုပြင်ခြင်း アー ヨー ピュ ピン チン a yoe pyu pyin chin

11 Dental Treatment

	英語 English	日本語 Japanese	中国語 Chinese	韓国語 Korean
275	pulp capping	覆髄 fukuzui	盖髓 ガイスゥイ gai sui	치수캐핑법 チスゥケピンポブ chi soo kae ping beob
276	pulpotomy	断髄 danzui	断髓 ドワンスゥイ duan sui	치수절단(술) チスゥチョルタン(スゥル) chi soo jeol dan sool
277	pulpectomy	抜髄 batsuzui	拔髓 バースゥイ ba sui	발수법, 치수절제술 パルスゥポブ, チスゥチョルチェスゥル bal soo beob, chi soo jeol sool
278	temporary sealing	仮封 kafuu	暂封 ザンフェン zan feng	가봉 カボン ga bong(임시적으로 치과재료 와동 등을 막아놓음)
279	root canal treatment	根管治療 konkan chiryoo	根管治疗 ゲングァンジーリャオ gen guan zhi liao	근관치료 クンクァンチリョ gun gwan chi ryo
280	root canal filling	根管充填 konkan juuten	根管充填 ゲングァンチョンテン gen guan chong tian	근관충전 クンクァンチュンジョン gun gwan chung jeon

タイ語 Thai	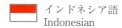 インドネシア語 Indonesian	ベトナム語 Vietnamese	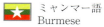 ミャンマー語 Burmese
การปิดทับเนื้อเยื่อใน カーンピッドタップヌエユエナイ kan-pid-tub-nue-yue-nai	pulp capping	che tủy チェ トイ che tui	မွသြားလွှာအုပ်ခြင်း モワー トワー ロアー オウ チン mwa twar hlwar ote chin
การตัดเนื้อเยื่อในส่วนตัวฟัน, พัลพ์โพโทมี カーンタッドヌエユエナイスアントゥアファン kan- tud-nue-yue-nai-suan-tua-fun; pulpotomy	pulpotomi プルポトミ pulpotomi	lấy tủy buồng ライ トイ ブオン lai tui buong	သွားမြစ်ကြောဖြတ်တောက်ခြင်း トワー ミエ チョー ピャ タウ チン twar myit kyaw phyat taut chin
การตัดเนื้อเยื่อใน(ฟัน)ออกหมด, พัลพ์เพ็กโทมี カーンタッドヌエユエナイオークモッド kan- tud-nue-yue-nai-ook-mod; pulpectomy	pulpektomi プルペクトミ pulpektomi	lấy tủy chân ライ トイ チャン lai tui chan	သွားမြစ်ကြောသတ်ခြင်း トワー ミエッ チョー タッ チン twar myit kyaw that chin
ซีลชั่วคราว セアルチュアクラウー seal-chua-krown	bahan penutup sementara バハン プヌトゥップ スムンタラ bahan p-nutup smen-tara	trám tạm チャム タム chamu tamu	temporary sealing
การรักษาคลองรากฟัน カーンラックサークローンラークファン kan-ruk-sa-klong-rak-fun	perawatan saluran akar プラワタン サルラン アカル prawatan saluran akar	chữa tủy răng チュア トイ ラン chua tui rangu	သွားမြစ်ကြောအစားထိုးကုသခြင်း トワー ミエッ チョー アサー トー クー ター チン twar myit kyaw a sarr htoe ku tha chin
การอุดคลองรากฟัน カーンウッドクローンラークファン kan-oud-klong-rak-fun	pengisian saluran akar プギシアン サルラン アカル p-ngisi-yan saluran akar	trám bít ống tủy チャム ビット オング トイ cham bitt ongu tui	သွားမြစ်တွင်းသွားဖာခြင်း トワー ミエッ ツイン トワー ファー チン twar myit twin twar phar chin

11 Dental Treatment

	英語 English	日本語 Japanese	中国語 Chinese	韓国語 Korean
281	apicoectomy/ apicotomy	歯根端切除術 shikontan setsujojutsu	根尖切除术 ゲンジェンチェーチュウシュウ gen jian qie chu shu	치근첨절제술 チグンチョムチョルチェスウ chi gun cheom jeol je soo
282	dental anesthesia	歯科麻酔 shika masui	牙科麻醉 ヤーコーマーズゥイ ya ke ma zui	치과마취 チッカマチ chi kwa ma chui
283	topical anesthesia	表面麻酔 hyoomen masui	表面麻酔 ビャオミエンマーズゥイ biao mian ma zui	국소마취, 점안마취 クックソマチ, チョムアンマ guk so ma chui, jeom an ma chui
284	infiltration anesthesia	浸潤麻酔 shinjun masui	浸润麻酔 ジンルーンマーズゥイ jin run ma zui	침윤마취 チムユンマチ chim yun ma chui
285	block anesthesia	伝達麻酔 dentatsu masui	阻滞麻酔 ズゥジーマーズゥイ zu zhi ma zui	전달마취, 차단마취 チョンダルマチ, クックソマ jeon dal ma chui, cha dan ma chui
286	biopsy	生検 seeken	活检 ホウジェン huo jian	생검 センコム saeng geom

タイ語 Thai	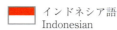 インドネシア語 Indonesian	ベトナム語 Vietnamese	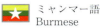 ミャンマー語 Burmese
ศัลยกรรมปลายรากฟัน サンヤッカムプライーラークファン sun-ya-kam-plai-rak-fun	**apikoektomi, apikotomi** アピコエクトミ，アピコトミ apikoektomi, apikotomi	cắt chóp răng カット チョップ ラン catto chopppu rangu	သွားအမြစ်ထိပ်ဖြတ်ခြင်း トワー ア ミエッ テッ ピ エ チン twar a myit htate phyat chin
การทำให้ชาทางทันต-กรรม カーンタムハイチャーターンタンタカッム kan-tam-hai-cha-tang-tan-ta-kam	**anestesi gigi** アネステシ ギギ anestesi gigi	gây tê ゲー テー gai tee	သွားဘက်ဆိုင်ရာမေ့ဆေး/ထုံဆေး トワー バッ サイヤー メーセイ／トーセー twar bat saing yar mae say/htone say
การทำให้ชาเฉพาะผิว カーンタムハイチャーシャポピュ kan-tam-hai-cha-sha-poh-phew	**anestesi topikal** アネステシ トピカル anestesi topikal	gây tê thoa ゲィ テー トワ gai te toa	ထုံဆေးသုတ်ခြင်း トー セー トー チン htone say thote chin
การฉีดยาชาเฉพาะที่แบบแทรกซึม カーンチードヤーチャーシャポティーベップセックスム kan-cheed-ya-cha-sha-poh-tee-beb-sek-suem	**anestesi infiltrasi** アネステシ インフィルトラシ anestesi infiltrasi	gây tê chích ゲィ テー チッ gai te chikku	ထုံဆေးထိုးခြင်း トー セー トー チン htone say htoe chin
การสะกด(ดลประสาท)ให้ชา カーンサコッドハイチャー kan-sa-kod-hai-cha	**anestesi blok** アネステシ ブロック anestesi blok	gây tê phong bế ゲィー テー フォン ベー gay te fongu bee	ထုံဆေးထိုးခြင်း トー セー トー チン htone say htoe chin
การผ่าตัดชิ้นเนื้อเพื่อนำไปตรวจ カーンタッドヌエュエプアトアッジ kan-tud-nue-yue-pua-truad	**biopsi** ビオプシ biyopsi	sinh thiết シン ティエッ sin tietto	အသားစ ア ター サッ a thar sa

11 Dental Treatment

	英語 English	日本語 Japanese	中国語 Chinese	韓国語 Korean
287	tooth extraction	抜歯 / バーヤー / basshi	拔牙 / バーヤー / ba ya	발치 / バルチ / bal chi
288	suture	縫合 / hoogoo	缝合 / フォーンホウ / feng he	봉합 / ボンハップ / bong hab
289	antibiotic	抗菌薬 / kookin'yaku	抗生素 / カンシェンスウ / kang sheng su	항생제 / ハンセンジェ / hang saeng je
290	analgesic/painkiller	鎮痛薬 / chintsuuyaku	止痛药 / ジートーンヤオ / zhi tong yao	진통제 / チントンジェ / jin tong je
291	chemotherapy	温熱療法 / on'neturyoohoo	化疗 / ホアリャオ / hua liao	화학요법 / ファハックヨボップ / hwa hak yo bub
292	blood transfusion	輸血 / yuketsu	输血 / シュウシュエ / shu xie	수혈 / スゥヒョル / soo hyeol

タイ語 Thai	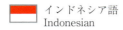 インドネシア語 Indonesian	ベトナム語 Vietnamese	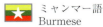 ミャンマー語 Burmese
ถอนฟัน トーンファン thon-fun	**ekstraksi gigi** エストラクシ ギギ extrak-si gigi	**nhổ răng** ニョー ラン nyoo rangu	**သွားနုတ်ခြင်း** トワー ノー チン twar hnote chin
เย็บ イェップ yeb	**jahitan** ジャヒタン jahitan	**mũi khâu** モイ カウ mui kau	**ချုပ်ခြင်း** チョッ チン chote chin
ยาปฏิชีวนะ ヤーパティシワナ yaa-pa-ti-shi-wa-na	**antibiotik** アンティビオティック antibiyotik	**kháng sinh** カン シン kangu sin	**ပိုးသတ်ဆေး** ポ タッ シッ poe that say
ยาบรรเทาปวด ヤーバンタウプアド yaa-bun-tao-puad	**analgesik / penghilang rasa sakit** アナルゲシク / プンヒラン ラサ サキッ analgesik / p-ng-hilang rasa sakit	**giảm đau** ヤム ダウ giamu dau	**အကိုက်အခဲပျောက်ဆေး** ア カイ ア ケー ピャウ シー a kite a khae pyaut say
เคมีบำบัด ケーミーバンバッド che-mee-bum-bud	**kemoterapi** ケモトラピ kemo-trapi	**hóa trị liệu** ホア チー リユー hoa chi lieu	**ဆေးသွင်းခြင်း** セー ツイン チン say thwin chin
การเปลี่ยนถ่ายเลือด カーンプレアンターイルゥド kan-plean-tai-leaud	**transfusi darah** トランスフシ ダラッ transfusi daraa	**sự truyền máu** スー トゥイン マオ su truien mau	**သွေးသွင်းခြင်း** トゥイ トゥイン チン thway thwin chin

12 Radiography

	English	英語		日本語 Japanese		中国語 Chinese		韓国語 Korean
293	roentgenographic (X-ray) examination		X線検査 ekkususenkensa		X线检查 X シェンジェンチャ X xian jian cha		X-ray 검사 エックスレイ コムサ X-ray geom. sa
294	X-ray		X線 ekkususen		X线 X シェン X xian		X-ray エックスレイ X-ray
295	film		フィルム firumu		胶片 ジャオピエン jiao pian		필름 ピルム Pil rum
296	radiation		照射 shoosha		辐射 フーシェ fu she		조사, 방사 チョサ、バンサ Jo sa, bang sa
297	film processing		フィルム現像処理 firumugenzooshori		胶片冲印 ジャオピエンチョンイン jiao pian chong yin		필름현상 ピルムヒョンサン Pil rum hyeon sang
298	intraoral film		口腔内フィルム kookuunaifirumu		口腔内胶片 コウチャンネイジャオピエン kou qiang nei jiao pian		구강내 필름 クガンネピルム Goo gang nae pil rum

タイ語 Thai	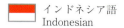 インドネシア語 Indonesian	ベトナム語 Vietnamese	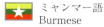 ミャンマー語 Burmese
ภาพรังสี パープランシー pap-rung-si	**pemeriksaan radiografi** プムリクサアン ラディオグラフィ pmerik-sa-an radiyografi	**chụp tia X** チュップ ティア イッス chuppu tia ekkusu	ဓာတ်မှန်စစ်ဆေးခြင်း ダッ マン シッ シー チン dat hman sit say chin
เอกซเรย์ エックスレー X-ray	**sinar-X** シナルエクス sinar X	**tia X** テイア イッス tia ekkusu	ဓာတ်မှန် ダッ マン dat hman
ฟิล์ม フリム film	**film** 	**phim** フィム firumu	ဓာတ်မှန်ပြား ダッ マン ピャ dat hman pyar
ฉายรังสี シャイーランシー shai-rung-si	**radiasi** ラディアシ radiyasi	**bức xạ** ブック サー bukku saa	ဓာတ်ရောင်ခြည်ပေးခြင်း ダッ ヤウ チ ペイ チン dat yaung chi pay chin
กระบวนการล้างฟิล์ม グラブアンカーンラーンフリム gra-buan-kan-lang-film	**proses pencucian film** プロセス プンチュチアン フィルム proses pn-csi-yan film	**sự rửa phim/sự tráng phim** スー ルア フィム・スー チャン フィム su rua fimu/su changu fimu	film processing
ภาพรังสีในปาก パープランシーナイパーク pap-rung-si-nai-pak	**foto intraoral** フォト イントラオラル foto intra-oral	**phim trong miệng** フィム チャン ミエン fimu chongu miengu	ပါးစပ်အတွင်းရိုက်ဓာတ်မှန် パー サー ア ツイン ヤッ ダッ マン par sat a twin yite dat hman

12 Radiography

	English	Japanese	Chinese	Korean
299	periapical film	二等分法 nitoobunhoo	二等分法 アーデンフェンファー er deng fen fa	치근단방사선필름 チグンダンバンサソンピルム Chi guen dan bang sa sun rum
300	bitewing film	咬翼法 kooyokuhoo	咬翼片 ヤオイーピエン yao yi pian	교익형사진법(필름) キョイックヒョンサジンボッ (ビルム) Gyo ik hyeong sa jin beob rum)
301	occlusal film	咬合法 koogoohoo	咬合片 ヤオホウピエン yao he pian	교합필름 キョハップビルム Gyo hab pil rum
302	extraoral film	口腔外フィルム kookuugaifirumu	口腔外胶片 コウチャンワイジャオピエン kou qiang wai jiao pian	구강외필름 クガンウェピルム Goo gang woi pil rum
303	panoramic film	パノラマフィルム panoramafirumu	全口曲面断层片 チュワンコウチュイミエンドワ ン ツォン ピエン quan kou qu mian duan ceng pian	파노라마필름 パノラマビルム Pa np ra ma pil rum
304	cephalometric film	セファロフィルム sefarofirumu	头颅定位片 トウルウディーンウェイピエン tou lu ding wei pian	두개골계측방사선촬 トゥギェゴルキェツックパン ソン Doo gae gol gye chuk bang seon chwal yeong

タイ語 Thai	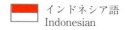 インドネシア語 Indonesian	ベトナム語 Vietnamese	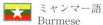 ミャンマー語 Burmese
ภาพรังสีรอบปลายราก パープランシィーロウブプラーイーラーク pap-rung-si-rob-plai-rak	foto periapikal フォト ペリアピカル foto peri-apikal	phim quanh chóp フィム クアン チョップ fimu quan choppu	သွားမြစ်ထိပ်ရိုက်ဓါတ်မှန် トワー ミエ テ ヤッ ダッ マン twar myit htate yite dat hman
ฟิล์มกัดปีก フリムガッドピーク film-gad-peek	foto bitewing フォト バイトウイング foto bitewing	phim cắn cánh フィム カン カン fimu kan kan	bitewing film
ภาพรังสีด้านบดเคี้ยว パープランシィーダーンボッドキョウ pap-rung-si-dan-bod-keaw	foto oklusal フォト オクルサル foto oklusal	phim mặt nhai フィム マッ ニャイ fimu matto nyai	occlusal film
ภาพรังสีนอกปาก パープランシィーノークパーク pap-rung-si-nok-pak	foto ekstraoral フォト エクストラオラル foto ekstra-oral	phim ngoài mặt フィム モアイ マッ fimu ngoai matto	ပါးစပ်အပြင်ရိုက်ဓါတ်မှန် パー サッア ピエン ヤッ ダッ マン par sat a pyin yite dat hman
ภาพรังสีพาโนรามา パープランシィーパノラマ pap-rung-si-panorama	foto panoramik フォト パノラミク foto panoramic	phim toàn cảnh フィム トアン カン fim toan kan	panoramic film
ภาพรังสีวัดศีรษะ パープランシィーワッドシィーサ pap-rung-si-wad-sri-sa	foto sefalometrik フォト セファロメトリ foto sefalometrik	phim đo sọ フィム ドア ショー fim do so	cephalometric film

12 Radiography

	英語 English	日本語 Japanese	中国語 Chinese	韓国語 Korean
305	contrast	コントラスト kontorasuto	对比 ドゥイビー dui bi	콘트라스트, 대비 コントゥラストゥ, テビ Contrast, dae bi
306	radiopaque	放射線不透過性（物） hooshasenfutookasee	放射线不透过性（阻射） ファンシェーシェンブートウゴォシーン(ズーシェー) fang she xian bu tou guo xing (zu she)	방사선비투과성 パンサソンビトゥグァソン Bang sa seon bi too gwa seong
307	radiolucence	放射線透過性 hooshasentookasee	放射线透过性 ファンシェーシェントゥゴォシーン fang she xian tou guo xing	방사선투과성 パンサソントゥグァソン Bang sa seon too gwa seon
308	computed tomography (CT)	コンピュータ断層撮影（CT） konpyuutaadansoosatsuee	计算机断层扫描（CT） ジースアンジードゥアンセンサオミャオ(CT) ji suan ji duan ceng sao miao	컴퓨터단층촬영, CT촬영 コムピュタタンツンツァルイョン, シティツァルヨン Computer dan chung chwyeong, CT chwal yeong
309	cone-beam computed tomography (CBCT)	コンビームCT konbiimuCT	锥形束计算机断层摄影（CBCT） CBCT	콘빔 컴퓨터 단층촬영, 콘빔 CT촬영 コンビムコムピュタタンツンツァイョン, コンビムシティツァルヨン Cone-beam computer dan chung chwal yeong, cone-beam CT chwal yeong
310	magnetic resonance imaging	磁気共鳴画像 jikikyoomeegazoo	磁共振成像 ツーゴーンジェンチェンシャン ci gong zhen cheng xiang	자기공명화상진단, MRI チャギコンミョンファサンチンダン, エムアルアイ Ja gi gong myeong hwa sa jin dan, MRI

112

タイ語 Thai	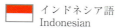 インドネシア語 Indonesian	 ベトナム語 Vietnamese	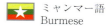 ミャンマー語 Burmese
ความเปรียบต่างทางภาพรังสี クワームプレアブターンターンパープランシィー kwam-pleab-tang-tang-pap-rung-si	**kontras** コントラス kon-tras	độ tương phản ドー トゥン ファン do tuongu fan	contrast
ทึบรังสี トゥプランシィー tueb-rung-si	**Radiopak** ラディオパク radiyopak	cản quang カン コワン kan quango	radiopaque
โปร่งรังสี プローンランシィー prong-rung-si	**radiolusen** ラディオルセン radiyolusen	thấu quang トー コワン tau quango	radiolucence
ซีที シィーティー CT	**computed tomography (CT)**	cắt lớp điện toán カッ ロップ ディエン トワン kattp lopppu dien toan	computed tomography (CT)
ซีบีซีที; โคนบีมซีที シィービーシィーティー：コーンビームシィーティー CBCT; cone-beam CT	**cone-beam computed tomography (CBCT)**	cắt lớp điện toán chùm tia hình nón カッ ロップ ディエン トワン チュム ティア ヒン ノン kattp loppu dien toan chum tia hin non	cone-beam computed tomography (CBCT)
เอ็มอาร์ไอ エムアールアイ MRI	**magnetic resonance imaging**	hình ảnh cộng hưởng từ ヒン アン コン フント ウー hin an kongu huongu tuu	magnetic resonance imaging

Index（索引）

A

abrasion	174
abscess	185
abutment tooth	257
accessory canal	76
acute	156
acute pain	215
AIDS (acquired immunodeficiency syndrome)	141
allergy	151
alveolar bone	77
amalgam restoration	243
analgesic/painkiller	290
anamnesis	113
anemia	138
antibiotic	289
antibody	153
aphthous stomatitis	195
apical foramen	75
apical periodontitis	163
apicoectomy/apicotomy	281
appendicitis	133
arthritis	136
articulating paper	264
asthma	134
attrition	173

B

basic dentistry	8
benign tumor	189
biopsy	286
bite taking	256
bitewing film	300
biting (occlusal) pain	221
bleeding disorder	149
block anesthesia	285
blood transfusion	292
bruxism/grinding	199
buccal frenum	93
buccal mucosa	95
buccal surface	52

C

Camper's line	105
cancer	137
cast crown	249
cavity preparation	254
cementation/cementing	263
cement enamel junction	81
cementum	69
central incisor	40
central nerve system	100
cephalometric film	304
cervical area	63
cheilitis	166
chemotherapy	291
chicken pox/varicella	193
chief complaint	112
chronic	157
cleft lip	197
cleft palate	196
clinical dentistry	17
clinical examination	121
cold water pain	220
community dentistry	34
computed tomography (CT)	308
cone-beam computed tomography (CBCT)	309
congenital anodontia	169
conical tooth	172
conservative dentistry	19
continuous pain	218
contrast	305
corner of mouth	83
cotton plier/tweezer	233
cotton roll	234
cross bite	207
cuspid (canine, eye tooth)	42
cyst	186

D

deciduous teeth (milk teeth)	38
deep overbite	206
dental anesthesia	282
dental anesthesiology	28
dental assistant	5
dental behavioral science	32
dental caries	158
dental disease	154

dental forensic science	36
dental hygienist	3
dental instrument	227
dental materials	16
dental pharmacology	14
dental plaque	266
dental radiology	27
dental receptionist	6
dental science	7
dental technician	4
dental technology	15
dental treatment	239
dental workforce	1
dentifrice	268
dentin	68
dentist	2
dentist coat	230
diabetes	127
diagnosis	123
diastema	208
disease of heart	146
disease of kidney	148
disease of liver	147
distal surface	58
dull pain	214
dysplasia	184

E

enamel	67
endodontics	21
epilepsy	144
erosion	175
examination	111
excavator	235
explorer	232
extraoral film	302
eye-ear line	108

F

face mask	229
facial plane	107
family history	115
fauces	84
film	295
film processing	297
first bicuspid (premolar)	43
first molar (six-year molar)	45
fixed bridge	250
flap operation	273
floor of the mouth	91
Frankfort plane	110
full denture	252
furcation	60
fused teeth	171

G

gastric ulcer	129
geriatric dentistry	29
GIC (glass ionomer cement)	245
gingiva	80
gingival margin	62
gingivectomy	272
gingivitis	160
gingivobuccal fold	96
glossitis	167
gum retraction (displacement)	258

H

halitosis	201
hard palate	85
hard tissue	65
health questionnaire	116
hemophilia	139
hepatitis	130
history of present illness	114
hypertension/high blood pressure	125
hypotension/low blood pressure	126

I

immune system	152
impacted tooth	168
implant	253
impression taking	255
infiltration anesthesia	284
inlay	248
inspection	118
interdental area	61
intermittent pain	219
intraoral film	298

L

labial frenum	94

Index（索引）

labial surface	51
lamina dura	78
lateral incisor	41
leukemia	140
lingual surface	53
lips	82

M

macule	180
magnetic resonance imaging	310
malignant tumor	188
malocclusion	202
mandible	50
mandibular condyle	103
mandibular foramen	104
marginal periodontitis	162
maxilla	49
measles/rubella	194
medical interview	117
mercury	246
mesial surface	57
metastases	191
moderate (middle) pain	211
mouth mirror	231
mumps (epidemic parotitis)	142

N

name of parts	48
name of tooth	37
naso-auricular line	106
nasolabial sulcus	101
nephritis	131
nerve	99
neurosis	145

O

occlusal adjustment (equilibration)	265
occlusal film	301
occlusal surface	55
open bite	205
oppressive pain	223
oral anatomy	9
oral anatomy terms	64
oral biochemistry	11
oral diagnosis	31
oral medicine	24
oral microbiology	13
oral pathology	12
oral physiology	10
oral squamous cell carcinoma	190
oral surgery	23
orbital plane	109
orthodontics	25
osteoplasty	274
osteoporosis	150

P

pain	209
pain in bed/night pain	222
palatal surface	54
palatine foveola	90
palatine rugae	89
palatine tonsil	88
palpation	119
panoramic film	303
papule	181
partial denture	251
pedodontics	26
percussion	120
percussion pain	224
periapical film	299
pericoronitis	164
periodontal ligament	79
periodontal probe	236
periodontitis	161
periodontology	20
permanent fixation	270
permanent restoration	240
permanent teeth	39
pit and fissure	59
pneumonia	132
polishing	261
postoperative pain	225
preventive dentistry	18
progenia	204
prognathia	203
prosthodontics	22
proximal surface	56
public dental health	35
pulp	70

pulp capping	275
pulp chamber	71
pulp horn	72
pulpectomy	277
pulpitis	159
pulpotomy	276

R

radiation	296
radiolucence	307
radiopaque	306
red lesion	179
referred pain	226
repairing	259
resin restoration	242
restoration	244
rheumatic fever	135
roentgenographic (X-ray) examination	293
roentgenographic examination	122
root apex	74
root canal	73
root canal filling	280
root canal treatment	279
root resorption	177
rubber/latex gloves	228

S

salivary gland	97
scaling	269
second bicuspid (premolar)	44
second molar	46
setting	262
severe (violent) pain	212
sharp pain	213
slight pain	210
social dentistry	33
soft palate	86
soft tissue	66
soft tissue mass	183
spatula	237
special care dentistry	30
spontaneous pain	217
stomatitis	165
supernumerary tooth	170
suture	288
symptoms	155
syphilis	143
systemic disease	124

T

taste bud	98
temporary restoration	241
temporary sealing	278
temporomandibular joint	102
temporomandibular joint dysfunction (disorder)	200
third molar (wisdom tooth)	47
throbbing (pulsating) pain	216
tongue frenum	92
tooth brushing instruction (TBI)	267
tooth extracting forceps	238
tooth extraction	287
tooth whitening	247
topical anesthesia	283
topical application of fluoride	271
trial application	260
trismus	198
tuberculosis	128
tumour/tumor	187

U

uvula	87

V

vesicle	182

W

wedge-shaped defect	176
white lesion	178

X

xerostomia	192
X-ray	294

Acknowledgement

Many people have contributed to this "Dental Terminology in 8 Languages". We would like to especially thank the following international students and staffs.

Dr. Ei Ei Aung	Dr. Kaung Myat Thwin	Dr. Kim Sun-min
Dr. Kulthida Nunthayanon	Dr. Lia Wulansari Kartika	Dr. Lam Dai Phong
Dr. Masita Mandasari	Dr. Na Li	Dr. Nguyen Thi Hoang Yen
Dr. Prima Buranasin	Dr. Thatawee Khemwong	Mr. Kim Young Hoon
Ms. Natsuki Tanaka	Ms. Maki Shibata	Ms. Manjun Du
Mr. Tomohito Hayano	(randomly ordered)	

編
川口陽子（東京医科歯科大学 健康推進歯学分野）
竹原祥子　石田雄二　米本和弘（東京医科歯科大学 国際交流センター）

Authors
Yoko KAWAGUCHI
(Oral Health Promotion, Tokyo Medical and Dental University)
Sachiko TAKEHARA, Yuji ISHIDA, and Kazuhiro YONEMOTO
(International Exchange Center, Tokyo Medical and Dental University)

8か国語基本歯科用語集

2016年5月20日　第1版第1刷発行

編　　川口陽子・竹原祥子・石田雄二・米本和弘
発行　一般財団法人　口腔保健協会
〒170-0003　東京都豊島区駒込1-43-9
振替　00130-6-9297　Tel 03-3947-8301㈹
　　　　　　　　　　 Fax 03-3947-8073
　　　　　　　　　http://www.kokuhoken.or.jp/

印刷・製本／教文堂

乱丁・落丁の際はお取り替えいたします．
ⒸYoko Kawaguchi, et al. 2016. Printed in Japan〔検印廃止〕
ISBN978-4-89605-322-7 C3047

本書の内容を無断で複写・複製・転載すると，著作権・出版権の侵害となることがありますので御注意ください．

JCOPY〈(社)出版者著作権管理機構　委託出版物〉
本書の無断複写は著作権法上での例外を除き禁じられています．複写される場合は，そのつど事前に，(社)出版者著作権管理機構（電話 03-3513-6969，FAX 03-3513-6979，e-mail：info@jcopy.or.jp）の許諾を得てください．

ISBN978-4-89605-322-7 C3047 ¥1600E

定価(本体1,600円+税)

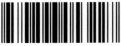

Oral Health Association
of Japan